L'obésité,
maladie du siècle

Dr GUILLAUME POURCHER

Avec la collaboration
d'Emmanuelle Friedmann

L'OBÉSITÉ,
MALADIE DU SIÈCLE

Ni une faute,
ni une fatalité !

Document

XO
EDITIONS

ISBN : 978-2-37448-670-3

À mes parents, Isabelle et Michel

À mon épouse Valérie et mes enfants, Louis,
Apolline, Jean et Louise

À mes frères, Denis, François et Pierre

À mes beaux-parents, Marie-Christine et Jean-Marie

À mon maître chirurgical, le Pr Dominique Franco

À mon oncle François-Xavier

À toute ma famille Pourcher, Chaslus,
Serre, Maury, Pellet

À mon ancêtre chirurgien, médecin du roi
et physiocrate François Quesnay

À toute mon équipe, Cathy et Michel, Marie-Christine,
Marc, Géraldine, Marie, Joffrey, Matthieu, Milica,
Kafia, Raoul… et toutes les belles personnes
que je côtoie au quotidien

À Yvette et René…

Je passerai ma vie et j'exercerai mon art
dans l'innocence et la pureté.

Serment d'Hippocrate,
IVe siècle av. J.-C.

La profession des chirurgiens est regardée
comme la plus sûre et la plus nécessaire.
L'art de guérir chirurgical est très difficile
à acquérir et dépend de celui qui l'exerce.

François Quesnay (1694-1774)
Examen impartial
des contestations considérées
par rapport à l'intérêt public, 1748

Je pense qu'au cours de notre vie, nous avons tous au moins une mission à accomplir. Nous ne sommes pas là par hasard, nous venons et faisons partie d'une véritable chaîne humaine ancestrale. Malgré les successions d'épreuves à surmonter, nous nous efforçons de garder le cap que l'on s'est fixé.

L'une de mes missions est de participer à faire reconnaître l'obésité comme une maladie grave et chronique. Elle est aussi de venir en aide à un maximum de personnes qui en souffrent, et donc de les traiter, par le biais de mon métier de chirurgien.

En relisant avec mes enfants le conte de Pinocchio, une scène m'a semblé résumer parfaitement la manière dont je perçois ce chemin de vie. Lorsque la Fée bleue entre dans la chambre et parle au petit pantin animé, elle lui dit : « Pinocchio, pour devenir un vrai petit garçon tu devras être gentil, honnête et brave. » Ces consignes me semblent essentielles à suivre chaque seconde de notre existence.

La gentillesse, une vertu souvent méprisée, est à mon avis essentielle. Une personne gentille se met en danger, sans se protéger, pour le bien des autres. Il faut bien différencier la gentillesse ou la bonté de la bienveillance. Ces valeurs sont proches, mais la personne bienveillante se positionne au-dessus de l'autre alors que celle qui est gentille se met au service d'autrui.

L'honnêteté, une valeur d'humilité selon moi, s'inscrit dans le même esprit que celle revendiquée par l'honnête homme du XVIIIe siècle. Elle implique de se passionner pour la connaissance, l'actualité, d'être agréable aux autres et surtout d'avoir une conduite exemplaire et humble. Enfin, je définirais la valeur de bravoure comme la noblesse du courage.

Ces trois attitudes nous mènent, très loin du narcissisme, vers la véritable beauté de l'être humain. Pour reprendre les mots, si magnifiques, de François Cheng de l'Académie française : « Ne cherche pas la sérénité mais la beauté. »

Je crois profondément que les grandes réussites se construisent pas à pas en définissant un cap simple, mais qui respecte ces vertus fondatrices.

« Gentil, honnête et brave. »

Durant ma scolarité, j'étais un élève moyen, plutôt bon en maths et épris de liberté. C'est en terminale, en procédant par élimination, que j'ai choisi de faire médecine. Si plusieurs ancêtres, très lointains, avaient été médecins et chirurgiens, on était plutôt juristes dans la famille et, durant mes jeunes années, jamais je n'avais imaginé exercer une profession médicale.

En entrant en première année de médecine, quand j'ai fait face au concours et à « l'horreur » du *numerus clausus* qui nécessite un travail acharné, je me suis beaucoup questionné. Qu'est-ce qu'être médecin ? Quel est le sens de ma vie ? Quelles sont mes qualités, mes défauts ? Quelles sensations me transfigurent et me font vibrer ? J'ai senti qu'au plus profond de moi, je souhaitais être utile aux autres. Je voulais aussi acquérir un maximum de connaissances sur les mécanismes qui nous animent, sur ce corps qui nous sculpte et nous rend réels. Je voulais comprendre, toucher, écouter les autres. À l'époque, lors de ces moments de vérité, je lisais *Sinouhé l'Égyptien,* de Mika Waltari. Ce roman initiatique qui raconte l'épopée d'un jeune garçon, fils de médecin, dans l'Égypte antique m'a beaucoup inspiré.

Dès la première année, j'ai donc su tout de suite que j'avais fait le bon choix, ce qui m'a permis de puiser en moi les ressources et le courage pour passer le concours dans ma belle ville de Lyon. Je ne pouvais désormais plus imaginer exercer une autre activité. Durant ces études longues et difficiles, cette conviction d'avoir trouvé ma vocation n'a cessé de m'aider à avoir la force mentale de ne jamais me décourager.

Ce domaine professionnel cumulait tout ce qui me passionnait, la philosophie, la science, l'envie d'être utile aux autres et de travailler avec mes mains. Les années d'internat m'ont encore conforté dans ce choix ; j'étais fasciné par les êtres humains et leurs corps.

À la fin de l'externat, c'est-à-dire en sixième année de médecine, à Lyon, je n'ai pas obtenu le classement que je souhaitais. J'ai été affecté à Reims, comme interne en gynécologie-obstétrique, une discipline nouvellement filiarisée. Un an auparavant, celle-ci faisait partie de la filière chirurgicale générale. En fonction de votre classement national au concours, vous pouviez choisir une affectation dans une ville et choisir au regard des conditions locales entre l'orthopédie, la chirurgie digestive, la gynécologie-obstétrique et la chirurgie vasculaire.

Mais voilà, à un an près, les choses avaient changé. La pénurie de gynécologues a incité les instances politiques à créer une nouvelle filière de gynécologie-obstétrique. Pour résumer, on « déshabillait Pierre pour habiller Paul » en obligeant des étudiants à remplir les postes en gynécologie qui avaient été augmentés.

L'année précédente, j'aurais pu intégrer l'internat de chirurgie générale qui était mon objectif premier… J'ai pris et appris la spécialité qui s'imposait à moi.

Entre les gardes que j'effectuais pour mon internat de spécialité, j'ai voulu profiter de mes quelques repos pour assouvir un de mes souhaits : approfondir l'enseignement de philosophie que j'avais reçu en terminale. J'ai ainsi passé une licence de philosophie à l'université Paris-Sorbonne.

Dès le début de mes études de médecine, la recherche m'a passionné. Évoquer cette passion m'amène à vous raconter une anecdote : l'instant qui a changé ma vie. Lorsque j'étais jeune interne de gynéco-obstétrique au CHU de Reims, je pratiquais beaucoup d'interruptions volontaires de grossesse (IVG) ; les plus jeunes étaient souvent affectés à cette tâche, que j'effectuais avec conviction. C'est à cette époque qu'il a été décidé de prolonger les délais légaux d'accès à l'IVG. De ce fait, les fœtus avaient atteint un niveau de développement plus important, ce qui a complexifié les actes et rendu le matériel inadapté. J'avoue que le doute m'a saisi. Non pas par rapport à l'acte ou à la réglementation de ce droit devenu depuis constitutionnel, mais du fait que personne n'ait alors pensé que ces fœtus, déjà avancés dans leur développement, soient utilisés pour la recherche, notamment à la compréhension de certains mécanismes ou à l'application thérapeutique.

Un soir, ou plutôt une nuit blanche de garde, entre accouchements et urgences, j'ai lu un article sur les recherches du Pr Luc Douay. À l'hôpital Saint-Antoine, il avait effectué une première mondiale : produire, *in vitro*, des globules rouges. Il s'agissait d'une première étape, car produire une poche de sang pour transfusion nécessite, au moins, un milliard de globules rouges, alors que l'équipe du Pr Luc Douay n'en produisait que quelques dizaines de milliers et qu'un globule rouge produit coûtait environ un euro. Pour moi, cela a été une évidence. J'avais trouvé une piste de recherche et d'application à ces cellules fœtales. Il fallait que je contacte ce professeur. Je dois vous préciser que tous les globules rouges du fœtus sont produits dans son foie, avec des capacités de multiplication cellulaires inégalées. Cet organe est assez facile à récupérer durant une IVG, puisqu'il occupe quasiment tout l'abdomen au moment où l'on réalise le geste. C'est comme cela que, dans ma petite chambre de garde, j'ai pris une décision « folle » au milieu de la nuit. Moi, petit interne de province, d'une spécialité très éloignée de la sienne, j'ai écrit au Pr Luc Douay, chef de service du laboratoire d'hématologie des hôpitaux Trousseau et Saint-Antoine et directeur d'unité Inserm. Je lui ai proposé de venir travailler avec lui, dans le cadre d'une année de recherche, et d'utiliser ces tissus très productifs avec les accords légaux nécessaires. Ma lettre l'a touché et il m'a fixé un rendez-vous quelques semaines plus tard. C'est ainsi que mon parcours a complètement changé. Je suis entré dans son équipe pendant un an, à l'hôpital Saint-Antoine à Paris. J'ai alors eu la chance de rencontrer des hommes et des femmes d'exception, en particulier le Pr Dominique Franco, chef de service à l'hôpital Béclère (Clamart), que j'ai finalement rejoint comme jeune chirurgien viscéral à la fin de mon internat.

Le sentiment d'injustice administrative lié à mon affectation en gynécologie-obstétrique, mon investissement syndical national et mon envie de pratiquer la chirurgie générale m'ont permis de participer à ouvrir une brèche et d'influer sur la création d'une reconnaissance des compétences. Avec quelques collègues, nous avons créé un groupe pour plaider notre cause, et nous avons été entendus par le ministre de la Santé de l'époque, le Pr Jean-François Mattei, à qui je rends hommage, et qui, par arrêté ministériel, a créé la possibilité de reconnaissance des acquis et le changement de spécialité après une évaluation des compétences par une commission mixte ordinale et universitaire. J'ai donc dû valider mon cursus de gynécologue-obstétricien et le compléter par des stages de chirurgie viscérale, orthopédique, oncologique, pour avoir légalement une formation équivalente aux internes de « chirurgie générale ». J'ai ensuite passé une thèse de médecine et, surtout, j'ai pu changer de spécialité pour devenir chirurgien viscéral à la suite de mon audition et de la présentation de mon dossier ; je touchais enfin du doigt mon objectif de départ, la chirurgie.

Je ne regrette pas mon diplôme de gynéco-obstétrique. Cette spécialité était passionnante. Il n'y a rien de plus beau que d'aider à mettre au monde un enfant ! Mais j'avais envie de procéder à une chirurgie plus avancée avec des gestes plus nombreux et plus éclectiques. Ce qui m'attirait dans la chirurgie générale et viscérale était de sauver des vies.

Jeune chirurgien, en 2009, mon chef de service et père chirurgical, le Pr Dominique Franco, m'a proposé de faire un peu de chirurgie de l'obésité pour maintenir cette activité naissante dans l'équipe de l'hôpital Antoine-Béclère. À cette époque, c'était loin d'être une spécialité que l'on se disputait, car elle était considérée comme moins noble que les autres. La grossophobie était très palpable. Aujourd'hui, même si les mentalités ont évolué, nous vivons encore des discriminations chirurgicales, notamment pendant l'épidémie de covid. La chirurgie de l'obésité, jugée uniquement fonctionnelle, a été la première à être déprogrammée, alors qu'elle sauve pourtant la vie des patients. Elle a également été la dernière sur les listes de reprogrammation.

J'avais déjà construit un parcours professionnel autour de la cancérologie, mais cette chirurgie de l'obésité m'a tout de suite attiré. Elle donne, enfin, la possibilité aux patients de contrôler leur maladie et leur offre une véritable transformation physique. Une authentique renaissance.

La chirurgie de l'obésité sauve la vie des patients tout en leur donnant un nouveau départ. Peu de spécialités en médecine permettent de prolonger la vie des patients, d'apporter une transformation physique aussi fulgurante tout en apportant bien-être et sensation de renaissance. J'admets aussi que prendre le contrepied d'une opinion majoritaire, grossophobe, m'a servi de moteur.

J'ai tout de suite été touché par les histoires de vie de ces patients obèses. L'immense majorité me racontaient avoir été ostracisés, victimes d'une grossophobie inacceptable. La plupart des gens pensent que les personnes en surpoids n'ont pas de volonté ; qu'il suffirait qu'elles se contrôlent, mangent moins et pratiquent du sport pour maigrir.

C'est totalement faux. L'obésité n'est pas une faute.

Au fil des années, dans ce parcours obésité, je me suis entouré de collaborateurs qui ont les mêmes valeurs que moi. Pour nous, la gentillesse, l'honnêteté, la bravoure, auxquelles on peut ajouter le doute, l'humilité et la performance, sont essentielles à la bonne pratique de la médecine et de la chirurgie.

Ce parcours est long et souvent difficile pour le patient. Il débute par un bilan complet de la maladie chronique qui peut durer de six à douze mois. Le patient est reçu en consultation pour des bilans respiratoires, cardiovasculaires, endocrinologiques, rhumatologiques, psychiatriques et pour le dépistage du syndrome d'apnée du sommeil. C'est pour cela qu'avec mon équipe, nous souhaitons les accompagner au mieux.

Fondamentale en médecine, la transmission du savoir fait partie intégrante de notre serment d'Hippocrate écrit au IVe siècle avant J.-C. Dans ce texte antique, une phrase est à marteler à tous les aspirants soignants : « Je passerai ma vie et j'exercerai mon art dans l'innocence et la pureté. »

L'exercice médical confronte le praticien à l'intimité du corps et aux secrets de l'humain. Le soignant se doit d'avoir un regard toujours bienveillant sans quoi il ne pourra pas être véritablement utile au souffrant. Il risque de perdre la confiance de son patient, qui est la première et indispensable étape du soin.

J'explique à mes étudiants, aux médecins en devenir (internes, externes) qui passent dans mon équipe, que la médecine doit être portée par l'amour des autres. Un médecin représente celui qui sait. Au regard de ce grand pouvoir, il a une obligation morale d'être au service de ses patients. La gentillesse ou la bonté sont des vertus que tout le monde porte en soi. Elles doivent être l'arme favorite du bon médecin. Dans la vie, il y a sans doute un risque à être trop gentil – on ne sait pas à qui l'on a affaire –, mais un médecin, lui, n'en prend aucun dans ce domaine. Au contraire, le patient est toujours en souffrance et gagner sa confiance lui permet d'être plus en phase avec son traitement et donc mieux soigné. Nous sommes au service de l'autre.

Ainsi, depuis 2009, je prends en charge et je soigne les patients souffrant de la maladie obésité. Une maladie qui constitue un des derniers tabous de notre société personnaliste obsédée par l'image, la normalité, les apparences et les désirs. Qui n'a jamais pensé qu'il suffisait aux personnes en situation d'obésité de se contrôler pour maigrir ? C'est une idée reçue, totalement fausse, qui fait beaucoup de dégâts.

Il est crucial de changer notre regard sur cette maladie. Il est urgent de tendre la main aux hommes et aux femmes qui en souffrent et qui sont isolés, enfermés dans une prison physique, sociale et existentielle alors qu'outils et traitements existent pour leur venir en aide.

Je souhaite qu'à la lecture de ce livre, notre société prenne conscience que les problèmes d'obésité, sévère et morbide, correspondent à une maladie chronique et grave qui peut toucher tout le monde. Une maladie du siècle qui se comporte comme une véritable épidémie non contrôlée.

Cette maladie, à bien des aspects, reste encore mystérieuse et très complexe. Elle fait intervenir de nombreuses causes comme des facteurs génétiques, hormonaux, psychologiques, microbiotiques. Il existe en plus des facteurs aggravants comme certains comportements alimentaires déviants, que nous avons tous (au moins un peu) et qui sont liés à la gestion des angoisses et aux propositions désastreuses de certaines sociétés agroalimentaires.

La situation actuelle est très préoccupante. En à peine plus de trente ans, le taux d'obésité, à travers le monde, a plus que doublé pour les adultes et quadruplé pour les enfants et les adolescents.

Aujourd'hui, plus d'un milliard de personnes sont obèses, soit plus d'une sur huit dans le monde. Si aucune action supplémentaire n'est entreprise pour lutter contre l'obésité, les conséquences vont être catastrophiques à moyen comme à long terme. Plus de 50 % de l'humanité pourrait être en surpoids ou obèse en 2035. En France, on estime que le taux d'obésité atteindra plus de 25 % d'ici 2030 et plus de 30 % d'ici 2050.

Ces projections sont alarmantes car l'obésité a un impact important sur la santé individuelle mais aussi sur la survie des systèmes de santé. Aux États-Unis, l'espérance de vie a commencé à diminuer, en grande partie à cause de ces problèmes de surpoids alors que, depuis les années 1910, elle ne cessait d'augmenter. En France, le coût de l'obésité pour le système de santé est estimé à 20 milliards d'euros par an.

Les personnes en situation d'obésité risquent de développer des maladies cardiovasculaires, du diabète de type 2, des cancers, une insuffisance rénale, des cirrhoses du foie, ainsi que des complications au niveau articulaire et d'autres pathologies encore.

L'obésité détruit progressivement les individus. Elle a également un impact sur la vie des malades. Elle entraîne une stigmatisation dans tous les domaines, dans les parcours scolaires, dans la vie sociale, dans le domaine de la santé, de la vie intime, de la vie professionnelle.

Aujourd'hui, en France, plusieurs millions de Français sont touchés par cette maladie. Sans qu'ils en aient totalement conscience, leurs vies sont en danger.

Pour prévenir, à tous les niveaux, cette catastrophe potentielle, il faut mettre en œuvre des politiques de santé publique efficaces qui incluront une véritable prévention dans tous les secteurs de la société : les écoles, le monde du travail, chez les personnes à risque ainsi que chez les professionnels de santé. Prévenir, c'est aussi traiter cette maladie qui semble se transmettre de génération en génération.

J'insiste sur le fait qu'il ne s'agit pas de culpabiliser les malades.

On fait encore trop l'amalgame entre les causes de la maladie – que nous commençons à peine à comprendre – et les facteurs aggravants qui sont de deux ordres : le comportement (alimentation, activité physique, sommeil et gestion des émotions) et des éléments communautaires comme le regard discriminatoire, voire grossophobe, qui semble faire grossir autant que le « mal-manger ». L'obésité est une maladie complexe et multifactorielle et il n'y a pas de solution miracle pour la combattre.

La médecine progressera sans doute dans les années à venir, mais, aujourd'hui, pour contrôler l'évolution de cette maladie dans ses formes graves, rien n'est aussi efficace que de pratiquer des interventions chirurgicales de l'estomac.

J'ai la chance de pouvoir réaliser ces interventions qui permettent aux patients de « renaître ». Mais il faut avoir conscience que, malgré tout, la maladie est toujours présente. Ainsi chaque patient opéré aura l'obligation, pour le reste de sa vie, de « bien manger », de s'alimenter correctement en apprenant ce dont son corps a besoin, de pratiquer une activité physique régulière, de bien dormir et d'apprendre à gérer ses émotions pour contrôler les facteurs aggravants de cette maladie destructrice. L'obésité est une maladie chronique, c'est-à-dire que l'on n'en guérit jamais. On ne peut que la contrôler. Les opérations, dans un cadre très précis intégrant une préparation préopératoire et un suivi pluridisciplinaire postopératoire toute la vie, donnent aux patients la possibilité de contrôler au mieux leur maladie durant le reste de leur existence.

Il existe aussi plusieurs approches efficaces qui peuvent être coordonnées pour enrayer cette épidémie croissante. Certains traitements médicamenteux sont prometteurs – autorisés à la vente mais non encore remboursés. Attention, pour le moment, ce sont les opérations de l'obésité – sleeve et bypass – qui sont, et de très loin, les plus efficaces à moyen et long terme sur le poids et les autres problèmes liés à cette maladie. Ces opérations permettent une perte de poids et même une baisse de la mortalité sans comparaison avec les autres traitements.

Pourtant, cette chirurgie est encore stigmatisée et stigmatisante. Nous devons lutter contre la chirurgie-phobie, qui n'est pas justifiée et correspond même, de mon point de vue, à une « non-assistance à personnes en danger ».

Si nous laissons évoluer cette maladie sans venir en aide à ceux qui en souffrent, elle ne cessera de s'aggraver avec le temps, détruisant à petit feu les patients pour finalement augmenter le taux de mortalité.

> *L'homme est à la fois sociable et cupide ; de la sociabilité naissent toutes les vertus, de la cupidité naissent tous les vices.*
>
> François Quesnay

Première partie

L'obésité, une maladie

— 1 —

L'obésité, le dernier tabou de nos sociétés

Des super-héros du quotidien

Je souhaite commencer par rendre hommage aux personnes en situation d'obésité. Tous les jours, dans tous les domaines, elles réalisent un exploit. Se lever, mettre ses chaussures, se déplacer, travailler, respirer, aimer, avec entre 30 ou 100 kg en trop, demande un immense effort. La vie avec un tel excédent de poids est difficile à imaginer pour une personne bien portante. Nous avons du mal à nous rendre compte des efforts qu'il est nécessaire de fournir, et cela, à chaque instant de la journée. Il faut de la volonté, de l'adaptabilité, mais aussi supporter le regard hostile des gens que l'on croise. Il est temps que la société, dans son entièreté, accepte que l'obésité n'est pas une faute mais bien une maladie.

Dans la plupart des sociétés, aujourd'hui, il n'est fort heureusement plus de bon ton de se moquer de la couleur de peau, ni d'un handicap, ni de la religion ou d'une orientation sexuelle. Face à la maladie, on éprouve de l'empathie. Lorsqu'on apprend que quelqu'un souffre d'un cancer, on se demande ce qu'on peut faire pour lui venir en aide. Il en est de même pour toutes les pathologies, sauf pour les personnes souffrant d'obésité. Cette ostracisation concerne tous les secteurs de la vie : la famille, l'emploi, la mode et la santé.

L'obésité demeure le dernier tabou de nos sociétés.

Il est d'ailleurs intéressant de noter que les tabous et les préjugés évoluent avec le temps. Anne d'Autriche, mère toute puissante du jeune Louis XIV, se faisait arracher, chaque jour, des fragments de seins par ses chirurgiens, afin de dissimuler son cancer. À l'époque, ces tumeurs étaient considérées comme des « cornes du diable ». Elles étaient interprétées comme une faute commise par la malade. Le cancer était « diabolisant ». C'est aujourd'hui l'inverse, le mot « cancer » béatifie le souffrant. Dans nos sociétés, l'obésité est considérée comme l'était le cancer du sein au XVIIe siècle : une maladie qui s'expliquerait par une faute liée aux faiblesses (manques de volonté, d'éducation, de lucidité…) du malade et qui donnerait l'autorisation de stigmatiser le souffrant. Je ne doute pas que notre société saura changer de regard, mais le chemin est encore long.

Actuellement, les personnes en situation d'obésité sont contraintes de se dépasser, d'être plus volontaires que les autres pour réussir professionnellement, pour se faire accepter dans le cadre social, à l'école, dans l'entreprise, en amour. Mais ces qualités ne suffisent pas pour vaincre la maladie. Les régimes ne fonctionnent pas. L'activité physique seule non plus.

Sans aide, la maladie s'aggrave et détruit à petit feu le patient. Aujourd'hui, dans un cadre précis, seules certaines interventions chirurgicales permettent d'en réduire la mortalité. Malgré tout, même pour ces patients opérés, la maladie est toujours présente. Et chaque patient doit apprendre à contrôler cette obésité destructrice en gérant, durant toute sa vie, les facteurs aggravants, grâce au bien-manger et à la pratique d'une activité physique régulière.

Une terrible discrimination à tous les niveaux de la société et à tous les âges

Anne-Sophie Joly, présidente du Collectif national des associations d'obèses, témoigne de cette stigmatisation.

« La discrimination envers les personnes en surpoids est omniprésente. On s'en rend compte notamment lorsque l'on a perdu du poids. Avant, il y a ceux qui ne vous regardaient pas, qui ne vous tenaient pas la porte dans les magasins, etc., et puis, lorsqu'on maigrit, ces gens se comportent différemment ; pourtant on ne change pas, c'est simplement l'emballage qui est différent. Je m'en amuse lorsque ce n'est pas trop violent. C'est terrible de n'estimer les gens que de façon superficielle. On est contraint de mettre en place un système de barrières de défense. Plus vous en prenez plein la tête, plus vous développez un esprit critique. Vous n'êtes pas attiré par ce qui est beau et qui brille, vous préférez partager les valeurs des gens que vous côtoyez[1]. »

1. Les citations de patients et de soignants sont extraites d'entretiens réalisés dans le cadre de cet ouvrage.

On voit comme il est difficile de vivre avec cette maladie qui touche la personne dans son ensemble. L'obésité amplifie les épreuves d'une vie ; pour ces personnes en situation d'obésité, il sera, toute leur vie, obligatoire de travailler et d'être plus volontaires que la moyenne pour tenir leurs objectifs, garder le cap.

Dans le livre qu'il a écrit avec Anne-Sophie Joly, *Je n'ai pas choisi d'être gros·se*[1], Richard Zarzavatdjian, journaliste qui a beaucoup travaillé sur la question de l'obésité, explique comment une partie de la population malade de l'obésité se sent seule, isolée et discriminée. Pourtant, être gros n'est pas un choix.

Dès le plus jeune âge, les enfants en surpoids ou obèses subissent à l'école les railleries de leurs camarades, et cela continue tout le long de la scolarité. Ils sont souvent victimes de harcèlement.

Lorsque je travaillais à l'hôpital Antoine-Béclère, je me suis occupé d'enfants en situation d'obésité. Certains étaient presque totalement mutiques, déscolarisés, et passaient leur temps chez eux, sans voir personne. Leur transformation, au fil des rendez-vous, était étonnante. C'est comme s'ils se réappropriaient leur vie. Je les voyais soudain se manifester, interpeller leurs parents, donner leur avis. Avant leur prise en charge par le service obésité de l'hôpital, ils n'avaient connu que des injonctions de faire des régimes, des propositions de séjours dans des hôpitaux loin de chez

1. Solar, 2024.

eux. C'était la première fois que toute une équipe leur expliquait qu'ils n'étaient pas responsables de leur obésité, mais qu'ils étaient atteints d'une maladie. Une fois opérés, ils reprenaient le cours de leur vie comme des ados ordinaires. Il est effectivement possible d'opérer et donc de traiter des mineurs. Le parcours est plus long (au moins un an) et plus difficile que celui des adultes, avec une évaluation et une prise en charge par des équipes de pédiatrie. Un point fondamental : en plus de se réapproprier leur vie, ces ados bénéficieront d'une diminution de la transmission de la maladie à leurs futurs enfants.

Pour ceux qui n'ont pas eu la chance d'être suivis jeunes et qui, adultes, sont toujours atteints de cette maladie obésité, les embûches ne s'arrêtent pas avec la scolarité.

Les hommes et les femmes en surpoids subissent des discriminations tout au long de leur parcours de vie. Ils ont parfois même du mal à avoir une vie sociale, professionnelle ou sentimentale. Ils sont sommés, pour se faire accepter, d'être mieux que les autres, plus drôles, d'être bons copains, de se montrer plus compétents. C'est souvent éprouvant et épuisant. Il leur faut aussi supporter les injonctions culpabilisantes de leur entourage personnel, familial, amical ou même médical qui leur dit « tu ne prends pas assez soin de toi, fais attention à ce que tu manges ».

La personne en situation d'obésité, c'est la personne sympa, la personne à qui l'on se confie, présente pour tout le monde, mais c'est rarement le leader. Ce n'est pas la personne dont on va spontanément tomber amoureux. La personne malade de l'obésité doit déployer des tonnes de bonne humeur et d'humour pour s'intégrer. C'est aussi celle qu'on aime bien avoir comme amie parce qu'on se dit qu'on est mieux qu'elle. Une sorte de réassurance en quelque sorte.

Le témoignage de Christian Baré-Wenger, 49 ans, chef d'entreprise dans le domaine du trading électronique, qui m'a consulté il y a quatre ans est, à cet égard, très éclairant.

« D'aussi loin que je me souvienne, j'étais en surpoids. À l'époque, les amies de ma mère lui disaient de ne pas s'inquiéter, j'allais grandir sans grossir, mais à 12 ans je pesais 90 kg. Un jour, je devais avoir 14 ans, mon père m'a dit que j'étais difforme, cela m'a profondément blessé et j'ai continué de grossir. J'ai fait du XL, puis du XXL, XXXL... J'ai compensé cette différence toute ma vie et cela a été épuisant. J'ai joué de la musique, j'ai décidé de gagner beaucoup d'argent, de séduire, d'être super sympa, drôle, il fallait que j'en fasse toujours plus. J'ai eu des relations intimes, très jeune, trop jeune. Comme je ne me sentais pas bien et que je ne voulais pas que ça se voie, il fallait que je réussisse à contrecarrer ce corps. J'ai essayé beaucoup de régimes les plus connus, ceux à la mode. Mais si on maigrit un peu sur le coup, on reprend tout, voire plus. Et on a une image encore plus négative de soi, on n'a pas été assez performant, on n'a pas voulu suffisamment y arriver. C'est terrible parce que lorsqu'on est gros et que l'on voudrait, parfois, être discret, on est toujours plus visible que les autres. On prend plus de place. On est toujours sur ses gardes. Je me serais peut-être contenté d'une vie un peu plus normale si je n'avais pas été gros. »

Une autre de mes patientes, Leah Weimberg, pigiste dans un journal féminin, explique également très bien les difficultés que rencontrent les personnes en situation d'obésité.

« La vie d'une personne obèse n'est pas la même que celle d'une personne qui n'a jamais connu de problème de poids. Chaque fois que l'on veut s'habiller, on nous rappelle que nous ne rentrons pas dans les standards. Je me souviens d'une fois ou je faisais les magasins avec une amie, la vendeuse s'est sentie obligée de me dire que la marque ne faisait pas de grande taille. Mais ça passe aussi par les sorties où l'on se retrouve à ne pas entrer dans les fauteuils de cinéma ou de théâtre, à se glisser dans les chaises de restaurants entre les deux accoudoirs qui vous rentrent dans les côtes. Quand vous voulez vous asseoir dans le métro, il y a des coups d'œil qui vous blessent profondément parce qu'ils signifient : oh ! la grosse va prendre toute la place. Les gens vous regardent quand vous mangez dans la rue ou dans le train. On a le sentiment qu'ils voudraient vous dire : mais arrête de te goinfrer, tu es déjà énorme. Notre différence se voit et nous la vivons au quotidien sans qu'on ait besoin de nous la rappeler sans cesse. Lorsque nous avons du mal à monter les escaliers, quand nous sommes essoufflés en marchant. Parfois on a envie de crier que l'on ne fait pas exprès d'être gros, que s'il suffisait de faire un régime, il n'y aurait plus d'obèses sur terre.

Dans le travail aussi, j'ai le sentiment qu'on m'a moins prise au sérieux. Le collaborateur gros doit prouver qu'il est aussi, voire plus, compétent que les autres malgré son surpoids, qu'il peut faire la même chose. Il est moins montrable, on l'emmène moins en rendez-vous. Pourtant ce collègue en surpoids a souvent beaucoup d'empathie, une valeur qu'on devrait développer dans le monde du travail. Aujourd'hui on a des lois pour empêcher diverses discriminations, mais la personne en surpoids, personne ne la protège puisqu'il ne tiendrait qu'à elle d'être mince. Cette croyance erronée demeure : si elle est obèse c'est qu'elle n'a pas de volonté. »

Effectivement, dans le monde du travail on constate qu'à compétence égale on préfère un candidat davantage dans les « normes », comme si la minceur était un diplôme supplémentaire, m'a confirmé Richard Zarzavatdjian. Nombreux sont les patients qui m'ont raconté avoir subi cette discrimination à l'embauche.

Ils m'ont, eux aussi, souvent parlé des soucis qu'ils rencontrent à pouvoir se vêtir. Certains sont obligés de faire venir des vêtements des États-Unis ou même d'aller en acheter là-bas. Ils n'ont sinon pas d'autre choix que de s'approvisionner dans des magasins spécialisés qui vendent des collections bariolées aussi éloignées que possible de la mode et de renoncer à l'espoir de trouver un vêtement en faisant les courses avec des amis. Les gens se tournent vers des sites Internet qui promeuvent tout, sauf la qualité et la sauvegarde de la planète. On se souvient de Karl Lagerfeld qui disait qu'au-delà du 38, il ne pouvait pas habiller une femme !

Ce n'est pas une faute !

Il est temps de réaliser que les personnes en situation d'obésité ne sont pas responsables de leur maladie. L'obésité n'est pas une faute, mais une maladie chronique. Même dans le secteur de la médecine, il n'est pas rare que les patients racontent avoir été ostracisés. Des discriminations d'autant plus difficiles à gérer qu'ils y sont confrontés le plus souvent lors de consultations qui ne sont pas directement liées à leurs problèmes de poids. Leah Weimberg peut en témoigner.

« Quand vous avez un souci de santé, et que vous consultez un médecin, il s'empresse de vous parler de votre poids comme si vous ne saviez pas que vous étiez gros. Je me souviens de ma gynéco que j'avais vue après mon accouchement qui m'avait dit : il faut vous reprendre en main, des légumes, de la marche. Moi, je venais d'accoucher de mon deuxième enfant en deux ans et je la consultais pour des soucis de contraception que je ne supportais pas, mais dont finalement elle semblait se moquer complètement. Je ne suis plus jamais allée la voir. »

Ces regards hostiles des personnels de santé ont des conséquences terribles sur les patients obèses. Elles ne consultent plus qu'occasionnellement, voire plus du tout, tant elles sont lasses et tristes d'entendre les mêmes remarques. Et ces attitudes hostiles les plongent encore plus avant dans la maladie.

Bien s'occuper des patients passe aussi par la formation des professionnels de santé. Les médecins, les soignants en général, ne savent pas comment s'adresser à des personnes en situation d'obésité. J'ai pu l'observer dans tous les hôpitaux dans lesquels j'ai travaillé. Ils pensent, comme la société le laisse croire, que les gens seraient responsables de leur corpulence. Rudy Caillet, médecin nutritionniste, président de l'association StéréO, travaille à informer sur les dangers de la stigmatisation des personnes obèses.

« Notre société, à commencer par une majorité de soignants, considère qu'avec un peu de volonté tout est possible concernant la gestion de la corpulence. Les personnes en situation d'obésité sont donc regardées comme des gens qui ne font pas assez d'effort. Le personnel médical qui stigmatise les personnes obèses, dans sa majorité, agit par méconnaissance. Nous travaillons à informer tout le personnel médical, les médecins généralistes, les sages-femmes, les kinés, etc. Notamment pour que ces personnes puissent être soignées sans avoir le sentiment ou la peur d'être stigmatisées. Le sujet des préjugés dans l'obésité est toujours bien accueilli. Les soignants reconnaissent ne pas avoir été assez formés et avoir pu être maltraitants, mais ne savent pas forcément comment faire autrement. Ils expliquent essayer de faire des efforts pour être bienveillants mais implicitement, dans le traitement qu'ils proposent, il y a toujours un risque. D'autant que le matériel n'est pas toujours bien adapté à des personnes en surpoids. Il y a tout un travail à faire sur l'implicite. C'est-à-dire parvenir à traiter l'obésité comme on prend en charge des malades du cancer ou d'autres maladies, de façon neutre. Il y a de l'espoir quand on se souvient comment les malades du sida ou les malades en psychiatrie ont pu être traités il y a peu de temps. C'est assez terrible, mais les choses changent un peu avec l'arrivée sur le marché des médicaments contre l'obésité. Un traitement médicamenteux incite à enfin comprendre qu'il s'agit d'une maladie et qu'elle est indépendante de la volonté. »

La personne en situation d'obésité est comme dans une prison. Quoi qu'elle fasse, quoi qu'elle dise, elle est prise au piège et ne peut pas s'en sortir seule. Pour les formes sévères et très graves, des traitements comme la prise en charge chirurgicale peuvent être nécessaires, mais il ne s'agit pas « d'un coup de baguette magique », même si les résultats que l'on observe avec ce type de traitement peuvent le laisser croire. En revanche, le traitement chirurgical, lorsqu'il est possible, est une clé de la porte de cette prison ; sans elle rien n'est possible, ni à moyen, ni à long terme. Mais, une fois la porte ouverte, il faut sortir de sa cellule. Ce qui signifie prendre un nouveau départ, changer ses habitudes de vie, affronter son passé, regarder le présent. Sans ces efforts, le patient reste enfermé dans sa vie d'avant.

Nous sommes face à une maladie encore méconnue, qui subit des préjugés qui sont, eux, bien réels. Il faut savoir que 96 % des personnes atteintes de formes morbides, c'est-à-dire avec indication formelle de traitement chirurgical, ne se font pas traiter en raison d'un manque d'information aussi bien chez le grand public que dans le personnel médical. Mais aussi parfois par peur d'être stigmatisées.

Pourtant, l'obésité a été reconnue par l'Organisation mondiale de la santé (OMS) comme une maladie depuis 1997. Elle est donc connue des personnels de santé et nous possédons les outils thérapeutiques pour sauver ces malades. La peur devrait être du côté de celles et ceux qui ne sont pas pris en charge et non du côté des patients bénéficiant d'un traitement chirurgical qui va leur sauver la vie. Il est primordial que les soignants, les médecins tout particulièrement, déculpabilisent les malades et œuvrent à changer le regard de la société et du monde médical sur la prise en charge chirurgicale.

Je le dis chaque jour à mes étudiants : la médecine vous donne le pouvoir de la gentillesse. Il faut, pour soigner, avoir la confiance des patients que vous allez aider. Cette confiance se gagne par un discours de vérité ainsi que par la douceur, la gentillesse et, encore une fois, la déculpabilisation.

— 2 —

Qu'est-ce que l'obésité ?

L'OMS définit le surpoids et l'obésité comme des états caractérisés par un dépôt excessif de tissu adipeux, de graisse pour faire plus simple, pouvant nuire à la santé. Et le critère de mesure et de définition, avec toute son imperfection, est l'indice de masse corporel (IMC). Celui-ci se calcule en divisant le poids d'une personne par sa taille au carré.

> IMC (en kg/m^2) = poids (kg)/taille $(m)^2$.

C'est donc le résultat de ce calcul, un chiffre en kg/m^2, qui permet de parler d'obésité ou non. À plus de 30 kg/m^2 d'IMC, vous êtes en obésité.

Une maladie chronique...

J'aurais tendance à dire que la maladie obésité est plus complexe que cela. C'est une maladie chronique, c'est-à-dire qu'elle affecte le patient tout au long de sa vie, mais aussi qu'elle touche la personne dans son ensemble.

Elle augmente le risque de diabète de type 2 et de cardiopathies, elle peut aussi affecter la santé des os, diminuer la fertilité, augmenter les cancers, favoriser l'hypertension, les maladies du foie comme la cirrhose, l'insuffisance rénale et d'autres pathologies reliées. L'obésité a également une influence sur la qualité de vie, notamment sur le sommeil, la sexualité ou la psychologie.

L'Académie française définit la « maladie » comme un mauvais état de santé, qui entraîne une altération plus ou moins importante des fonctions et/ou des organes du corps la reliant aux symptômes. Au début du XXe siècle, le Pr René Leriche, grand chirurgien français pionnier des chirurgies « douces » – moins agressives et moins hémorragiques – définissait la santé comme « la vie dans le silence des organes ».

En effet, l'obésité, comme d'autres maladies chroniques (le diabète par exemple) est pernicieuse : elle peut mettre du temps à affecter la santé des patients. En revanche, rapidement visible et discriminante, elle a des conséquences sur le bien-être psychologique, physique et social.

Il faut cependant savoir que l'effet sur la santé de l'excès de masse grasse n'est pas le même selon chaque individu. Des personnes possédant un excès équivalent ne présenteront pas les mêmes comorbidités, autrement dit les atteintes reliées à une même maladie (diabète, hypertension artérielle, dyslipidémie, risques cardiovasculaires, etc.). Cela dépend non seulement de l'adiposité, c'est-à-dire de la répartition des graisses dans le corps, en termes de qualité, de quantité, du type cellulaire, mais aussi de la localisation des graisses, de l'inflammation qu'elles produisent et d'autres facteurs encore non élucidés.

Le diagnostic d'obésité est finalement très simple et se fait en mesurant le poids et la taille des personnes et en calculant leur IMC. L'indice de masse corporelle est un marqueur de substitution de l'adiposité. Il permet une évaluation de la corpulence des individus. C'est un formidable outil de dépistage et de diagnostic de la maladie, qui n'est pas encore assez réalisé. Toute consultation médicale, quelle qu'elle soit (psychiatrie, santé du travail dermatologique...), devrait commencer par ce calcul simple. Je suis révolté lorsque je vois une société privée, vendeuse de régimes, utiliser cet outil remarquablement efficient comme argument de vente, alors que les structures médicosociales de prévention ne l'utilisent pas ou peu.

En revanche, cet indice est parfaitement insuffisant au niveau individuel. On ne doit surtout pas réduire une personne à son IMC. Il reste un outil statistique dont la norme – qui n'est pas une notion humaine – est définie par un IMC compris entre 18,5 et 25 kg/m^2. Calculer l'IMC sans prendre en compte l'âge, le sexe ou la masse musculaire n'a pas d'intérêt individuel. Des moyens de mesure supplémentaires, comme le tour de taille ou l'impédancemétrie, sont nécessaires pour mieux évaluer l'obésité. Par exemple, chez le nourrisson, l'enfant et l'adolescent, les catégories de l'IMC définissant l'obésité varient selon l'âge et le sexe.

En dessous de 18,5 kg/m^2, on parle de dénutrition, avec un risque de morbidité et de mortalité accrue.
Au-dessus de 25 kg/m^2, on est en surpoids.
Au-dessus de 30 kg/m^2, on est en situation d'obésité.

Il est important de vous exposer quelques éléments plus précis sur le rôle que jouent les acteurs de cette maladie obésité : la graisse, l'intestin, les gènes et la physiologie.

Le tissu adipeux, un véritable organe endocrine

Le tissu adipeux (ou tissu graisseux) est un tissu conjonctif contenant des fibroblastes (cellules fibreuses), des macrophages (cellules immunitaires), des cellules sanguines, des cellules endothéliales (cellules des vaisseaux) et des adipocytes (cellules de la graisse). Le tissu est également composé de préadipocytes ou cellules souches adultes qui fabriquent des adipocytes en fonction des besoins et des conditions hormonales. En conséquence, lorsque l'on fait un régime strict avec restriction (apports inférieurs à 800-1 000 kilocalories par jour), cela crée un stress sur le corps. Au début, on perd du poids, mais ce stress déclenche la fabrication de cellules graisseuses supplémentaires pour éviter la crise. Ainsi, après un régime, même en tenant ses objectifs, au bout de quelques mois, on grossit jusqu'à dépasser le poids d'avant régime. **Les régimes restrictifs aggravent le stockage et la maladie.**

La graisse et le tissu adipeux restent encore mal connus. Si on s'intéresse depuis longtemps à leur rôle de protection thermique et mécanique ainsi que de stockage d'énergie, ils sont aujourd'hui considérés comme un véritable organe endocrine. Le tissu adipeux fabrique en effet des hormones influençant toute notre physiologie. Les missions de la graisse sont diverses et en cours de compréhension, avec des fonctions de régulation de l'équilibre métabolique et de sécrétion de nombreuses hormones, appelées adipokines. Ces hormones de la graisse ont des actions pro et anti-inflammatoires (leptine, adoponectine, resistine, TNF-alpha, etc.).

Le tissu adipeux se localise dans la couche dermique, juste sous la peau et en sous-cutané dans la région intra-abdominale, dite péritonéale ou viscérale. La répartition de ce tissu varie d'un individu à l'autre en fonction de son sexe, de son âge, de sa famille, en relation avec ses habitudes et ses gènes ou même de certaines pathologies. L'augmentation du tissu adipeux viscéral est associée à un risque plus élevé de maladies métaboliques, comme le diabète et des maladies cardiovasculaires, tandis que le risque associé à l'augmentation de tissu adipeux sous-cutané est plus faible.

Ainsi, on peut décrire deux profils types en utilisant des métaphores fruitières, comme le fait notre médecin nutritionniste, le Dr Marie-Christine Boutron. Il y a, d'une part, les personnes à l'allure de pomme (androïde) : pour caricaturer, elles ont un gros ventre rond avec beaucoup de « mauvaises graisses », dites viscérales. D'autre part, il y a les personnes à l'allure de poire (gynoïde), qui ont un tronc fin et des hanches larges, avec plutôt de « bonnes graisses ».

La répartition et le type de graisse vont considérablement aggraver ou permettre de se prémunir de la maladie.

Il existe deux types de tissus adipeux : le tissu adipeux blanc, responsable du stockage énergétique, et le tissu adipeux brun, responsable de la thermogenèse, c'est-à-dire de la régulation thermique du corps.

Chez des sujets en bonne santé et sans surpoids, le tissu adipeux blanc représente 20 à 25 % du poids corporel de la femme, et 15 à 20 % chez l'homme.

La taille des adipocytes de tissu adipeux blanc est déterminée par la balance entre la destruction (lipolyse) et le stockage (lipogenèse) des graisses en fonction des besoins. Après l'ingestion d'un repas copieux, le pancréas libère des hormones (l'insuline) qui viennent agir sur les récepteurs spécifiques des adipocytes blancs, ce qui provoque une cascade réactionnelle conduisant à inactiver la destruction des graisses et donc leur stockage. Au contraire, lors de périodes de jeûne, sous l'effet d'une autre hormone (le glucagon), également libérée par le pancréas, les récepteurs spécifiques des cellules de graisse provoquent une réaction en chaîne pour activer la transformation de la graisse stockée en acides gras qui sont libérés dans le sang. Ces acides gras s'y lient alors à des protéines et sont utilisés par les muscles ou le tissu cardiaque pour assurer leur fonctionnement.

En cas d'excès de graisse dans le sang, le foie est sollicité et s'hypertrophie, entraînant alors des dépôts de graisse qui peuvent être responsable d'une cirrhose et d'un cancer du foie.

Contrairement au tissu blanc, le tissu adipeux brun, déjà présent chez le nouveau-né pour maintenir la température corporelle, dissipe l'énergie, à travers un processus appelé « respiration découplée » qui permet de produire de la chaleur (thermogenèse). Du point de vue tissulaire, ils sont aussi différents.

Il était admis classiquement que la thermogenèse des adipocytes bruns était totalement éteinte à l'âge adulte. Or, depuis 2009, on connaît le phénomène d'émergence d'adipocytes bruns thermorégulateurs au sein du tissu adipeux blanc, appelés aussi adipocytes beiges. Une nouvelle hormone musculaire (l'irisine), capable de stimuler ce phénomène, a aussi été découverte récemment. Cette découverte du tissu adipeux beige, principalement localisé au niveau cervical, a stimulé la recherche sur le tissu adipeux. Potentiellement, cela pourrait conduire à l'identification de nouvelles mutations impliquées dans le développement de l'obésité et des lipodystrophies (anomalies de la répartition du tissu adipeux corporel), ainsi qu'à de nombreuses perspectives thérapeutiques innovantes anti-obésité et anti-diabète.

Il faut aussi évoquer la graisse ectopique, la graisse qui se situe dans des zones inhabituelles. Le développement excessif des graisses en dehors du tissu adipeux, comme dans le tissu péricardique ou périvasculaire, et l'accumulation des graisses dans les muscles jouent un rôle important dans les complications de l'obésité, en particulier au niveau cardiovasculaire. D'après certaines recherches, l'anomalie initiale responsable du développement de la graisse ectopique est un dysfonctionnement du tissu adipeux sous-cutané qui n'accomplit plus son rôle, parce qu'il ne peut plus se développer, et, pire, devient dysfonctionnel. La sécrétion des facteurs pro-inflammatoires dans le tissu adipeux viscéral favoriserait la graisse ectopique. Ainsi, cette accumulation ectopique de graisse s'associe à d'autres mécanismes inflammatoires qui conduisent à la mort cellulaire. On peut donner l'exemple de la stéatose. Cette pathologie désigne une surcharge en graisse qui s'accumule dans un organe. Quand il s'agit du foie, on parle de stéatose hépatique (alcoolique ou non alcoolique), qui est aujourd'hui la première cause de cirrhose. On peut en citer d'autres : la stéatose pancréatique, la stéatose cardiaque et la stéatose musculaire.

Le rôle du système digestif dans l'obésité

Le système digestif joue un rôle important dans la physiopathologie de l'obésité en raison de l'implication des hormones digestives dans le contrôle de la prise alimentaire, du stockage et des bactéries dans le tube digestif, dit microbiote. Parmi les hormones sécrétées par l'estomac et l'intestin, je souhaiterais évoquer la ghréline, la cholécystokinine (CCK) et le glucagon-like peptide 1 (GLP-1), dont on parle beaucoup en ce moment, car c'est le principe actif des nouveaux médicaments contre l'obésité. En effet, ces trois hormones tiennent un rôle de première importance sur le contrôle de la prise alimentaire et dans la physiopathologie de l'obésité.

Par exemple, la ghréline interviendrait sur l'hypothalamus, zone du cerveau interne régulant de nombreux mécanismes inconscients de notre physiologie, qui joue un rôle central dans l'équilibre énergétique et la régulation pondérale. Le noyau arqué de l'hypothalamus, c'est-à-dire la zone de l'hypothalamus qui gère les informations venant de la graisse et de l'intestin, reçoit des signaux périphériques, principalement de la leptine, de l'insuline et de la ghréline. Ces hormones ne peuvent pas franchir la barrière hématoméningée ; autrement dit, elles ne parviennent pas à entrer directement dans le cerveau. Néanmoins, ces hormones produites par l'intestin peuvent, grâce à la gestion hypothalamique, transmettre au système nerveux central (le cerveau) des informations sur le statut nutritionnel et métabolique de l'organisme.

Ces contrôles au niveau de l'hypothalamus permettent d'adapter la prise alimentaire en fonction des réserves et des besoins énergétiques. Ainsi, une régulation de la prise alimentaire et du poids s'organise. De cette manière, après la prise de poids, à la suite d'une surconsommation alimentaire par exemple, le sujet sain aura spontanément tendance à réduire son alimentation pendant quelque temps pour retrouver son poids antérieur. Le cerveau de ces sujets est capable d'intégrer les signaux indiquant l'excès énergétique et de réduire ensuite la prise alimentaire afin d'entraîner une perte de poids. Chez certains malades obèses, ce mécanisme est perturbé. Malgré une volonté de réduire une prise alimentaire trop importante (hyperphagie), les malades continuent à manger en quantité, ce qui favorise la prise de poids ainsi qu'un cercle vicieux qui se met en place indépendamment de leur stricte volonté.

Par exemple, la ghréline, une des hormones produites par l'estomac qui agit sur l'hypothalamus, est retrouvée le plus souvent à un taux normal, voire bas, chez les patients obèses. Il faut savoir que c'est la seule hormone connue qui stimule la faim. Aussi, comment expliquer l'hyperphagie avec un taux si bas de cette hormone ? Récemment, des équipes françaises ont mis en évidence des anticorps particuliers qui reconnaissent la ghréline. En se liant à cette hormone, ils la protègent de sa dégradation rapide dans la circulation et lui permettent d'agir plus longuement sur le cerveau en stimulant l'appétit même lorsque son taux est faible.

Le tube digestif est donc un acteur majeur des dérèglements chez les personnes souffrant d'obésité. La maladie est aujourd'hui bien individualisée, mais beaucoup de mécanismes sont encore à comprendre.

Physiopathologie de l'obésité

Les détails des mécanismes de la maladie restent, pour l'essentiel, inconnus. Très complexes, ils font intervenir l'ensemble des cascades physiologiques du corps. Malgré tout, certains mécanismes physiologiques déréglés ont été avérés dans la maladie obésité, ce qui constitue, de mon point de vue, la preuve scientifique d'une véritable maladie métabolique, au même titre que le diabète.

L'obésité est donc une pathologie liée, entre autres, au dysfonctionnement des capacités de stockage du tissu adipeux. À l'origine de l'obésité, lors de la phase de constitution de la maladie avec augmentation du poids (hormis dans les cas d'obésité dite monogénique, que je définis quand j'évoque le rôle des gènes), il existe un bilan énergétique positif entre les entrées et les sorties. Cela signifie que les apports dépassent les dépenses énergétiques, ce qui est le cas pour quasiment tous les êtres humains ayant accès à une alimentation dite normale : nous mangeons tous trop par rapport à nos besoins.

Ainsi, l'excès d'énergie est stocké sous forme de graisse, principalement dans les cellules de la graisse (adipocytes), causant l'hypertrophie (l'augmentation de taille) et des anomalies cellulaires dans ces tissus. Une des caractéristiques principales de ces anomalies est l'infiltration du tissu adipeux qui crée un état pro-inflammatoire global modéré, que l'on retrouve toujours associé à l'obésité. L'augmentation de la taille des adipocytes fragilise les cellules et augmente des facteurs inflammatoires dans le tissu adipeux. Associée à l'inflammation et au remodelage, on voit l'apparition de cicatrices dans le tissu (la fibrose). Cette altération n'est que partiellement réversible et persiste après la perte de poids. Cette fibrose entraîne d'ailleurs de moins bons résultats des traitements de l'obésité, y compris des opérations de chirurgie de l'obésité (sleeve, bypass). Les régimes restrictifs aggravent la maladie en augmentant le stockage et l'apparition de fibroses responsables de cette résistance au traitement.

En plus de l'augmentation de taille des cellules de graisse (l'hypertrophie) et des altérations du tissu, en raison notamment des fibroses, il existe aussi une augmentation du nombre de cellules (l'hyperplasie). D'après l'hypothèse de la « taille critique », les adipocytes se remplissent de graisses, jusqu'à une taille au-delà de laquelle de nouveaux adipocytes sont générés, stimulant ainsi l'hyperplasie qui, elle, est irréversible. L'accroissement du nombre de cellules grasses augmente la capacité de mise en réserve de façon irréversible, aggravant ainsi la maladie. Un véritable cercle vicieux.

En effet, lors de la perte de poids, la taille des adipocytes diminue, mais pas leur nombre, et ils sont prêts à stocker de nouveau de l'énergie, et cela, jusqu'à une certaine taille. Maintenir la taille des adipocytes en dessous d'un certain niveau peut s'avérer difficile, en raison du déclenchement des mécanismes qui favorisent le stockage d'énergie. Cela pourrait expliquer, en partie, pourquoi il est difficile, pour certains patients, de retrouver un poids initial, une fois que l'hypertrophie et l'hyperplasie ont atteint un seuil, et cela pendant une durée de temps conséquente.

Outre l'hypertrophie, l'hyperplasie et les anomalies associées, la localisation de la graisse joue un rôle déterminant dans l'évolution de l'obésité et l'apparition des complications métaboliques comme cardiovasculaires.

On peut donc distinguer les adipocytes viscéraux, qui se situent dans le ventre au contact des organes digestifs, les adipocytes sous-cutanés abdominaux et les adipocytes sous-cutanés périphériques (jambes, bas, visage…). Il s'agit de différences non seulement de localisations anatomiques, mais aussi fonctionnelles. Les propriétés constitutionnelles des cellules de la graisse, ainsi que la régulation de son fonctionnement comme la différenciation, la multiplication, la destruction de la graisse et la sécrétion des hormones sont également très variables d'une personne à l'autre, mais aussi d'une localisation à l'autre dans le corps.

Ainsi, contrairement à l'accumulation de graisse dans la région de la cuisse, l'accumulation de graisse autour du ventre et des organes intra-abdominaux est fortement associée à des complications liées à l'obésité, comme le diabète de type 2, les maladies coronariennes (l'obstruction des artères du cœur responsable d'arrêts cardiaques) et autres.

Les différences fonctionnelles entre les adipocytes viscéraux et sous-cutanés peuvent être liées à leur emplacement anatomique.

L'expression « obésité métabolique », en référence à l'accumulation de graisse viscérale chez des personnes maigres ou obèses, permet de mieux identifier les personnes à risque de maladie cardiovasculaire que le calcul simpliste de l'IMC utilisé pour définir l'obésité. En ce sens, une définition de l'obésité fondée sur la localisation anatomique de la graisse et les altérations histologiques, c'est-à-dire des tissus, plutôt que sur le poids, serait très intéressante, en particulier lorsque le risque cardiométabolique existe.

Le rôle des gènes

L'origine génétique de l'obésité est prouvée, mais présente plusieurs types selon le nombre de gènes impliqués.

L'obésité monogénique

Il s'agit de l'obésité causée par la mutation d'un seul gène. Ce type d'obésité reste très rare (environ 1 cas sur 250 millions) et concerne uniquement quelques familles dans le monde. Il se caractérise par une obésité sévère qui débute dès l'enfance et par une association à des troubles endocriniens. Cette obésité est associée à la mutation du récepteur de la mélanocortine 4 (MC4R). Le MC4R code pour une protéine appelée récepteur de mélanocortine 4, qui se trouve principalement dans l'hypothalamus du cerveau, une zone responsable du contrôle de l'appétit et de la satiété. Il s'agit d'un régulateur clé de l'homéostasie[1] énergétique, de l'apport alimentaire et du poids corporel.

Par ailleurs, une variante commune du gène MC4R, répartie dans environ 22 % de la population, accroît le risque de prise de poids en provoquant une augmentation de l'appétit et une diminution de la satiété.

1. Processus de régulation par lequel l'organisme maintient les différentes constantes du milieu intérieur (ensemble des liquides de l'organisme) entre les limites des valeurs normales.

L'obésité syndromique

Ce type d'obésité se trouve associé à d'autres syndromes génétiques, c'est-à-dire un ensemble de symptômes reliés à une maladie génétique précise. Du fait de ces situations, les patients sont plus sévèrement obèses et se distinguent, en outre, par un retard mental, des caractéristiques dysmorphiques et des anomalies du développement spécifiques des organes. Parmi les plus de cent syndromes associés à l'obésité découverts, ceux de Prader-Willi et Bardet-Biedl sont les plus fréquents.

L'obésité polygénique

Il s'agit de l'obésité dite commune, qui est la plus fréquente et représente plus de 95 % des cas. L'expression de plusieurs gènes, sans impliquer forcément la présence d'anomalies, est alors à l'origine, au moins partiellement, de l'obésité. Ces formes d'obésité résultent de l'interaction entre l'environnement et plusieurs gènes incluant de nombreuses variantes génétiques communes. Ici, chaque gène pris individuellement aurait seulement un léger effet sur le poids. Mais la contribution cumulative de ces gènes devient significative quand elle est associée à un « mode de vie aggravant la maladie », comme la suralimentation, la sédentarité, la mauvaise gestion des émotions, le manque de sommeil et la discrimination.

Répétons-le, l'obésité se caractérise par de nombreux aspects hétérogènes. Plusieurs études épidémiologiques menées dans différentes cohortes (jumeaux élevés ensemble ou séparément, enfants adoptés, familles nucléaires…) ont montré le rôle des susceptibilités génétiques et biologiques individuelles en réponse à un environnement qui favorise le gain de poids. Il est ainsi possible d'affirmer que les facteurs biologiques, principalement génétiques, prédisposent le patient à stocker de façon disproportionnée par rapport à ses besoins en énergie. Par ailleurs, par un effet d'amplification, les facteurs comportementaux, socio-économiques et environnementaux, que je définis comme des facteurs aggravants et non des causes, jouent un rôle majeur dans l'expression de ces gènes.

Il existe également des différences individuelles dans la progression du poids et du risque de comorbidités associées. Plus précisément, l'impact des facteurs comportementaux varie en fonction de la prédisposition génétique. La gravité de l'obésité sera ainsi déterminée par l'effet de l'environnement sur le contexte génétique de chaque individu. D'une manière générale, les études sur les jumeaux démontrent que la transmission d'ordre génétique de l'IMC, ainsi que d'autres mesures anthropométriques de l'obésité et de la répartition régionale des graisses, est de 50 à 90 % chez les enfants et les adultes.

— 3 —

Une pandémie d'obésité

L'obésité constitue aujourd'hui un véritable problème de santé publique, et a une progression épidémique. Selon l'OMS, 2,8 millions de personnes au moins décèdent, chaque année, du fait de leur surpoids ou de leur obésité.

En quarante ans, les cas d'obésité chez l'enfant et l'adolescent ont été multipliés par dix.

Ce n'est qu'en 1997 que l'OMS a reconnu l'obésité comme une pathologie. Les scientifiques ont été obligés d'ouvrir les yeux en prenant en compte le lien entre l'obésité et les nombreuses maladies que les patients développaient au fil de leur vie. Il est très difficile, pour un corps, de porter 40 à 70 kg en trop. Au fil des années, l'organisme se détruit et se dérègle. Le phénomène s'aggrave en faisant apparaître des comorbidités. Parmi les signes d'altération du corps par la maladie, on peut citer le diabète, l'hypertension, les problèmes cardiovasculaires, l'arthrose, les douleurs de dos, l'apnée du sommeil, les cirrhoses (celles liées à l'obésité sont aujourd'hui plus nombreuses que celles provoquées par l'alcool), ainsi que les cancers (du sein, des ovaires et du côlon en particulier). J'aimerais vous alerter sur les conséquences de l'apnée du sommeil. La graisse qui empêche les poumons de se gonfler comme il faut sur le thorax peut détruire petit à petit le cerveau. Ce phénomène explique ainsi les réveils nocturnes, les ronflements, la fatigue, les trous de mémoire, les maux de tête le matin.

Des chiffres alarmants

En 2022, 2,5 milliards d'adultes étaient en surpoids et, parmi eux, plus de 890 millions étaient obèses. Ce chiffre est d'autant plus inquiétant que cette proportion a nettement augmentée par rapport à 1990, où elle était de 25 %[1]. Elle est de 47 % pour les Français adultes aujourd'hui. La prévalence mondiale de l'obésité a plus que doublé entre 1990 et 2022.

Autrefois circonscrite dans les pays à PIB élevé, l'obésité existe désormais aussi dans les pays à revenu intermédiaire ou faible. La prévalence du surpoids varie selon les régions, allant de 31 % dans l'Asie du Sud-Est et dans la région africaine à 67 % en Amérique du Sud.

Alors que seulement 2 % des enfants et des adolescents de 5 à 19 ans étaient obèses en 1990 (31 millions de jeunes), en 2022, 8 % d'entre eux souffraient de cette maladie (160 millions de jeunes) et l'on estimait

1. Chiffres de l'OMS.

à 37 millions le nombre d'enfants de moins de 5 ans en surpoids. Notons que les enfants obèses non traités ont de grandes chances de le rester à l'âge adulte, avec une aggravation quasi certaine, et risquent d'avoir des formes plus graves et plus évoluées que la population adulte actuelle. Seul le traitement (médical et chirurgical) peut enrayer cette perspective.

Aujourd'hui, en 2024, plus d'un milliard de personnes sont obèses, soit une sur huit, c'est le résultat d'une étude publiée par *The Lancet* le 1er mars 2024[1]. L'Organisation des Nations unies pour l'alimentation et l'agriculture (FAO) constate que l'obésité chez l'adulte progresse de plus en plus rapidement partout dans le monde.

En France, l'obésité est aussi une problématique majeure de santé publique qui implique des enjeux économiques et sociaux colossaux. Il est urgent de prendre en charge ces personnes souffrant d'une obésité qui affecte la qualité de vie, augmente le risque des maladies chroniques et accroît les coûts de santé.

Deux chercheurs français, Annick Fontbonne et David Nocca, ont coordonné une enquête, réalisée en 2020, en France, au nom de la Ligue contre l'obésité, dans laquelle ils expriment clairement leurs inquiétudes : « Force donc est de constater qu'au contraire des espérances, tant des pouvoirs publics que des professionnels de santé, depuis

1. « Plus d'un milliard de personnes sont aujourd'hui obèses dans le monde », Mathilde Gérard, Julien Lemaignen, *Le Monde,* 1er mars 2024.

la mise en œuvre du Programme national nutrition santé en 2001, l'obésité en France ne fait que s'accroître, année après année »[1].

Ils ont mis en évidence les occurrences selon le sexe et l'âge, la région ou encore la catégorie socioprofessionnelle. Les plus âgés sont plus touchés que les jeunes : l'excès de poids touche 57,3 % des 65 ans et plus contre 23,2 % des 18-24 ans. Néanmoins, chez les plus jeunes, l'augmentation de prévalence de l'obésité est la plus forte, au fil des ans, comme c'est le cas à travers le monde. Depuis 1997, l'obésité chez les 18-24 ans a été multipliée par plus de 4 et par près de 3 chez les 25-34 ans, quand on constate une faible augmentation chez les 55 ans et plus depuis 2009. En ce qui concerne les sexes, les hommes sont davantage en surpoids que les femmes, mais c'est l'inverse concernant l'obésité (36,9 % contre 23,9 % pour le surpoids et 16,7 % contre 17,4 % pour l'obésité). L'étude conclut que l'obésité progresse de façon inquiétante, malgré les plans obésité successifs.

Comme je vous l'ai déjà expliqué, l'obésité est considérée comme une pathologie à partir d'un ratio entre le poids et la taille d'un individu : l'IMC. Un IMC supérieur à 30 kg/m^2 correspond à l'entrée dans l'obésité. Dès 35, on parle d'obésité sévère : il est nécessaire de faire un bilan

1. « Évolution des prévalences de l'obésité selon l'âge entre les enquêtes Obépi-Roche 1997-2012 et l'enquête Obépi 2020 », *Journal of Clinical Medicine,* février 2020.

et de consulter une équipe spécialisée. À 40, on entre dans la maladie dite morbide, c'est-à-dire qui tue[1].

Aujourd'hui, et depuis plus de vingt ans, se multiplient les études scientifiques de très haut niveau en faveur du traitement chirurgical de la maladie dans ses formes sévères et morbides, mais aussi dès une obésité de stade 1 (30 kg/m^2) avec du diabète mal équilibré. Le meilleur traitement contre l'obésité dans sa forme sévère et morbide, répétons-le, est l'opération chirurgicale, qui ne permet pas de guérir de la maladie (l'obésité étant une maladie chronique), mais la contrôle et sauve la vie des patients.

Le coût de l'obésité

À ceux qui penseraient encore qu'il suffirait aux personnes en situation d'obésité de pratiquer un peu de sport et de contrôler leur alimentation, on peut arguer que cette pathologie a un coût. Si l'on ne fait rien pour venir en aide aux malades qui en souffrent, c'est tout le système de santé et l'économie qui seront affectés à court, moyen et long terme.

Dans un rapport datant de 2022, Asterès révèle que l'obésité, qui touche aujourd'hui 17 % de la population française adulte, soit plus de 8,5 millions de personnes, serait responsable de plus de 6,6 millions de cas de maladies et de

1. *New England Journal of Medicine*.

plus de 60 000 décès par an. Cela représenterait environ 9 % des décès en France[1].

Si l'on entre dans le détail des pathologies associées à l'obésité, on dénombre 1,8 million de maladies cardio-neurovasculaires, 1,8 million d'affections ostéoarticulaires et musculaires, 1,7 million de maladies métaboliques, 830 000 maladies respiratoires, 160 000 cancers et près de 280 000 autres maladies.

L'obésité et ses complications – c'est-à-dire des maladies ou des pathologies qui ne seraient pas survenues ou apparues si le patient n'avait pas été en situation d'obésité – représentent 10,6 milliards d'euros, soit en moyenne 1 240 euros par individu concerné. Cette somme englobe le coût des hospitalisations pour la prise en charge de l'obésité (2 %), notamment la chirurgie de l'obésité, et les complications de l'obésité (98 %), elle est répartie entre l'Assurance maladie (79 %), les organismes complémentaires d'assurance maladie (OCAM) (13 %) et les entreprises (9 %).

Il me semble important de détailler les conséquences des affections liées à l'obésité.

Les maladies cardio-neurovasculaires causées par l'obésité sont responsables de plus de 30 400 décès, soit 50 % de tous les décès attribuables à l'obésité.

1. Asterès, études, recherche et conseil économique, « Le coût de l'obésité », mars 2022.

Les maladies métaboliques causées par l'obésité sont responsables de près de 22 100 décès, soit 36 % de tous les décès attribuables à l'obésité.

Les cancers causés par l'obésité sont responsables de presque 8 100 décès, soit 13 % de tous les décès attribuables à l'obésité.

Les maladies respiratoires chroniques causées par l'obésité sont responsables de 120 décès, soit moins de 1 % de tous les décès attribuables à l'obésité. Ce chiffre correspond aux décès dus à l'asthme grave attribuable à l'obésité.

La complication la plus coûteuse est le diabète (31 % du coût total), loin devant les cancers et la lombalgie (10 % chacun).

Toutes ces pathologies regroupées représentent 5 % des dépenses de l'Assurance maladie, 4,5 % pour les organismes complémentaires et 9 % pour les entreprises (0,9 milliard d'euros liés aux arrêts maladie).

Le coût de la maladie obésité est principalement supporté par l'Assurance maladie (79 %) et dans une moindre mesure par les OCAM (12 %) et les entreprises (9 %).

Notons que les opérations de l'obésité qui permettent aux patients de contrôler leur maladie ne représentent, elles, que 2 % des dépenses totales ! Il est donc capital que les personnes en situation d'obésité puissent être prises en charge avant que leur santé ne se dégrade.

On peut s'étonner que l'obésité, pourtant officiellement reconnue comme une maladie par l'OMS, ne soit toujours pas traitée comme telle dans les statistiques publiques. Une prévention pensée en amont préserverait en partie un système de santé déjà bien affecté. « Ce qui coûte aujourd'hui le plus cher, ce sont les pathologies chroniques », rappelle l'économiste Nicolas Bouzou[1]. Comment expliquer que le ministère de la Santé ne s'attelle pas à la problématique que constitue cette pathologie ? D'autant plus lorsque l'on peut démontrer que la prévention sauverait non seulement des vies, mais viendrait aussi en aide à notre système de santé.

Selon l'économiste, les politiques ont du mal à appréhender le concept : « Parler de l'obésité est multifactoriel. Il y a la dimension psychologique, sociologique, économique, biologique, génétique. On ne sait pas par quel bout la prendre sans stigmatiser ceux qui sont concernés, ce qui aurait l'effet inverse de celui escompté. » Mais il existe un autre obstacle à la mise en place d'une politique publique autour de l'obésité : la question du retour sur investissement. Si tout le monde s'accorde à penser qu'à terme reconnaître l'obésité comme une maladie chronique permet de sauver des vies, le ROI[2] – que l'on peut évaluer à 20 % – est certes énorme, mais ne sera pas immédiat. On peut l'évaluer entre cinq et dix ans : une durée plus longue qu'un mandat politique, qui doit décourager les ministres de la Santé de s'atteler plus sérieusement à ce sujet.

---

1. Nicolas Bouzou, *La Civilisation de la peur*, XO, 2024.
2. *Return on investment.*

L'enjeu est évidemment mondial. Si les tendances actuelles se poursuivent, la grande majorité des pays devraient connaître, d'ici 2060, des niveaux de prévalence de surpoids et d'obésité supérieurs à 70 % de la population[1]. Les niveaux de prévalence les plus élevés – plus de 88 % – seront concentrés dans les pays en voie de développement. L'augmentation de la prévalence de la maladie ainsi que les changements démographiques et économiques risquent d'accroître encore fortement l'impact économique du surpoids et de l'obésité dans le monde, qui pourrait représenter, d'ici 2060, jusqu'à 3,29 % du PIB mondial.

1. Word Obesity Federation, 2022.

Deuxième partie

Les origines de l'obésité

— 1 —

Quelles sont les causes de l'obésité ?

Si l'on connaît bien les facteurs aggravants de l'obésité, nous en sommes à la préhistoire de la compréhension des causes de la maladie. Les recherches ont beaucoup progressé, mais nous avons encore beaucoup de choses à découvrir.

Je résumerai les causes à quatre grandes familles. On sait aujourd'hui qu'il existe une relation directe entre l'obésité et les éléments génétiques, la flore intestinale, l'équilibre hormonal et le trauma psychique.

Les gènes et la transmission de la maladie

L'obésité est une maladie qui se transmet génétiquement. L'humanité a dû, et doit encore, endurer de nombreuses famines. Ceux qui ont survécu avaient en eux la capacité de stocker des calories, capacité qu'ils ont transmise à leurs descendants.

Les facteurs épigénétiques sont des marqueurs, à côté des gènes, qui vont modifier leur expression. Je compare souvent le gène à un livre, qui comprend certains chapitres, certaines pages, plus ou moins intéressants dans notre quotidien. Les marqueurs épigénétiques sont comme des marque-pages sur des séquences souvent utilisées. Durant notre vie, nous disposons tous de ces marque-pages qui peuvent être transmis à nos enfants s'ils reçoivent le livre génétique.

C'est ce que l'on appelle la transmission intergénérationnelle, qui s'accompagne d'une possible adaptation d'une génération à une autre. C'est pour cette raison que nous pouvons hériter d'événements vécus par nos ancêtres, sans le savoir ou en avoir conscience. Cette récente découverte de la médecine est totalement révolutionnaire. Chez les patients obèses, l'épigénétique jouerait un rôle majeur qui favoriserait la transmission de la maladie à leurs descendants.

Aussi, la lutte ancestrale contre la famine a-t-elle probablement impliqué une sélection d'humains qui pouvaient mettre en réserve facilement. Ce qui expliquerait que l'histoire de l'humanité, sur plusieurs générations, puisse prédéterminer l'obésité.

Le mécanisme épigénétique correspond donc à des adaptations qui sont héréditaires et se transmettent aux générations suivantes.

Nous avons tous hérité plus ou moins de ces gènes, ce qui expliquerait la difficulté d'endiguer l'obésité.

Depuis quelques décennies, une majorité d'êtres humains ont accès à une nourriture abondante. Mais aujourd'hui, ce progrès incontestable met une partie de l'humanité en danger face à une nourriture industrielle abondante, de mauvaise qualité et transformée. La qualité épigénétique qui permettait aux hommes préhistoriques de survivre est devenue un défaut pour l'homme moderne.

Mais il y a un espoir de casser cette chaîne de transmission. Une femme opérée avant d'être enceinte ne transmettra pas la maladie à ses enfants.

Marie-Christine Boutron-Ruault, médecin nutritionniste qui travaille avec moi, explique à nos patients qu'il existe une intelligence, une mémoire du corps, due à l'épigénétique.

Durant la Seconde Guerre mondiale, entre septembre 1944 et mai 1945, les Pays-Bas ont connu une terrible famine. Les employés des chemins de fer sont entrés en grève pour bloquer le transport de marchandises de l'armée nazie afin de favoriser l'avancée des forces alliées. Les nazis ont répliqué en coupant l'approvisionnement du pays. Une famine de six mois en a découlé et a causé la mort de 20 000 personnes. Un tel événement peut laisser des marques, des traces, sur une vie entière. En plus du terrible stress provoqué, il a des conséquences sur le corps ; le traumatisme s'imprime dans le gène et change le comportement des cellules *in utero*. Une étude de chercheurs néerlandais publiée en 2014[1] s'est intéressée à l'état de santé de personnes ayant vécu cette

1. *Social Science & Medicine*, vol. 119, octobre 2014, p. 232-239

famine. Ils ont observé que les adultes portaient bien cette marque dans leurs gènes. Ces événements vécus par les mères avaient également affecté la santé de leurs enfants *in utero*. Une fois à l'âge adulte, ce groupe de personnes présentait un plus haut taux de mortalité que le reste de la population néerlandaise. Les chercheurs ont également remarqué que les personnes qui avaient vécu la famine et présentaient un surpoids à l'âge adulte avaient un blocage au niveau de plusieurs gènes impliqués dans le métabolisme et le contrôle de la glycémie, ce qui n'était pas le cas de leurs frères et sœurs nés après la guerre. L'hypothèse est donc la suivante : la famine a modifié le fonctionnement de certains gènes chez les personnes qui ont vécu cette terrible disette, afin qu'elles puissent conserver davantage d'énergie, et cette modification s'est transmise à leurs propres enfants.

Mais les exemples ne s'arrêtent pas là. Des études montrent que la maladie obésité touche davantage les classes moyennes à revenu faible, les ouvriers et les agriculteurs. La qualité de leur alimentation n'est pas la seule cause. Dans ces populations, des phénomènes épigénétiques interviennent. C'est comme si leurs arrière-grands-parents avaient développé des capacités de mise en réserve exceptionnelle des aliments pour affronter des situations de carences alimentaires. Mais lorsque les générations actuelles accèdent à une alimentation non limitée et parfois de mauvaise qualité, cette capacité à stocker, développée par leurs ancêtres, n'est plus utile et ces personnes grossissent alors plus vite que les autres.

Enfin, prenons l'exemple de l'augmentation exponentielle de l'obésité au Mexique. Aujourd'hui, sur le podium de cette pathologie, les États-Unis ont été détrônés par le Mexique en seulement quelques décennies. Les Mexicains ont connu une véritable révolution ; la population qui avait subi de terribles périodes de disette a soudain eu accès à un style d'alimentation anglo-saxon, c'est-à-dire des sodas, des produits transformés, sucrés, salés et gras. Ces aliments ont provoqué des ravages sur des organismes habitués à gérer la pénurie.

Nous avons encore beaucoup de choses à découvrir sur l'épigénétique, mais il est d'ores et déjà important d'expliquer aux patients qu'ils ne sont pas responsables de leur prise de poids excessive.

Pour ces personnes qui ont connu de tels traumatismes, le chemin sera peut-être plus long vers l'amaigrissement. Elles doivent être informées que, même en bénéficiant d'opérations bariatriques, leur amaigrissement risque de prendre plus de temps que la moyenne. En outre, la dimension psychologique s'ajoute à ce facteur épigénétique. Quelqu'un qui aura vécu un manque alimentaire aura tendance à avoir un rapport perturbé à la nourriture. Par exemple, dans les familles qui ont connu la pénurie alimentaire, on a tendance à dire aux enfants qu'il ne faut pas gâcher la nourriture, qu'il faut terminer son assiette. Manger, c'est le signe que l'on va survivre. On ne prend pas en compte les réels besoins physiologiques du corps.

Il est capital d'évoquer une étude canadienne, menée par un grand médecin chirurgien, le Pr Picard Marceau. Il a étudié une cinquantaine de futures mamans souffrant d'obésité morbide et leurs enfants nouveau-nés (une centaine). Ont été sélectionnés et repérés des marqueurs épigénétiques reliés au diabète qui pouvaient être considérés comme prédisposant à l'obésité chez les mamans et chez les enfants nés avant une chirurgie de l'obésité, puis après la chirurgie chez une même maman.

Les résultats sont une révélation ! Chez les mamans, les marqueurs disparaissent à 70 % après la chirurgie et la perte de poids, alors que la maman transmet 100 % des marqueurs à l'enfant lorsqu'elle n'est pas opérée. En revanche, elle ne transmet environ que 30 % de ses marqueurs épigénétiques à l'enfant né après la chirurgie de l'obésité avec perte de poids. Cette étude a prouvé qu'**une patiente opérée pour son obésité qui maigrit suffisamment diminue la transmission de la maladie à ses enfants**. Non seulement, elle sera en meilleure santé pour s'occuper d'eux, ce qui n'est pas négligeable, mais en plus, les enfants nés après l'opération, par le concours de l'épigénétique, semblent moins susceptibles de contracter la maladie obésité.

La flore intestinale, appelée microbiote intestinal

Dans les recherches des causes de l'obésité, une explication réside autour de la flore intestinale et du microbiote. On peut considérer le microbiote comme un organe à part entière. Il correspond à l'ensemble des micro-organismes (bactéries, levures, champignons, virus) dans l'intestin et dans notre corps en général. Il faut savoir que nous abritons deux fois plus de micro-organismes que de cellules humaines. Selon le microbiote présent dans notre intestin, se développe plus ou moins facilement la maladie obésité.

Des chercheurs ont prouvé cette causalité à partir d'expériences sur la souris. Ils ont pris deux souris jumelles, une obèse, l'autre dans les « normes ». Elles possédaient exactement le même patrimoine génétique, étaient nourries et avaient une activité physique stable tout au long de l'expérience. Sans changer son alimentation, les chercheurs ont greffé le microbiote intestinal de la souris obèse à la souris dite normale. La souris normale est devenue obèse en trois semaines ! Malheureusement, l'inverse n'a pas fonctionné ; le « bon » microbiote n'a pas fait maigrir la souris obèse : une bonne illustration de la complexité de cette pathologie.

Il faut aussi évoquer la biodiversité du microbiote, il a été montré qu'un microbiote plus diversifié s'adaptait mieux et était associé à moins de complications métaboliques, obésité et diabète, qu'un microbiote peu diversifié. Parmi les facteurs responsables d'une faible diversité, citons les antibiothérapies à répétition, mais aussi l'alimentation industrielle, notamment les édulcorants intenses et les nanoparticules de dioxyde de titane. Il semble que la diversité du microbiote diminue dans les sociétés industrielles d'une génération à l'autre, participant à cette épidémie d'obésité.

Définition Inserm de 2021
Un microbiote est l'ensemble des micro-organismes – bactéries, virus, parasites et champignons non pathogènes, dits commensaux – qui vivent dans un environnement spécifique. Dans l'organisme, il existe différents microbiotes : au niveau de la peau, de la bouche, du vagin, des poumons… Le microbiote intestinal est le plus « peuplé » d'entre eux, abritant 10^{12} à 10^{14} micro-organismes. Il est principalement localisé dans l'intestin grêle et le côlon, réparti entre la lumière du tube digestif et le biofilm protecteur formé par le mucus intestinal qui recouvre sa paroi intérieure. L'acidité gastrique n'étant pas favorable à la présence de la plupart des micro-organismes, l'estomac héberge cent millions de fois moins de bactéries commensales que le côlon.

La présence de micro-organismes dans l'intestin est connue depuis plus d'un siècle et on a vite supposé qu'il existait une symbiose entre notre organisme et cette *flore*. Mais les moyens techniques disponibles pour étudier les détails de cette interaction étaient limités : en effet, seule une minorité d'espèces bactériennes du microbiote intestinale peut être facilement cultivée *in vitro*. C'est donc la mise au point du séquençage haut débit du matériel génétique qui a récemment donné un nouvel élan à cette recherche : bien qu'encore imparfaite pour analyser exhaustivement d'aussi nombreux génomes, dont certains sont encore méconnus, cette approche permet d'obtenir suffisamment d'informations sur la composition globale d'un microbiote. Elle est souvent combinée à des analyses métabolomique et lipidomique qui permettent quant à elles d'identifier les substances produites par cet écosystème. Ainsi, les scientifiques sont désormais en mesure de décrire de plus en plus finement la nature des interactions hôte-microbiote, celles des micro-organismes entre eux, et leur incidence sur le fonctionnement de l'organisme.

En conséquence, le rôle du microbiote intestinal sur notre santé est de mieux en mieux connu et reconnu. On sait désormais qu'il joue un rôle dans les fonctions digestives, métaboliques, immunitaires et neurologiques. En conséquence, la dysbiose, c'est-à-dire l'altération qualitative et/ou fonctionnelle du microbiote intestinal, est une piste sérieuse pour expliquer certaines maladies, notamment parmi celles sous-tendues par des mécanismes auto-immuns ou inflammatoires. Cette thématique est devenue centrale pour la recherche biologique et médicale.

L'équilibre hormonal

On sait qu'il existe une relation directe entre l'obésité et l'équilibre métabolique hormonal. De nombreuses cascades métaboliques et inflammatoires ont été décrites mais je n'entrerai volontairement pas dans les détails.

Face aux calories, nous ne sommes pas égaux d'un point de vue de la réaction hormonale aux aliments. Certaines personnes brûlent beaucoup d'énergie quand d'autres en brûlent très peu ; c'est une question de métabolisme de base. Les obèses souffrent d'un problème endocrinien, un dérèglement dont les plus connus sont les phénomènes d'insulino-résistance et la dysthyroïdie : l'organisme de la personne obèse a plus de mal à gérer le sucre dans le sang, la réaction hormonale est variable. L'utilisation outrancière de certains conservateurs alimentaires, comme les perturbateurs endocriniens, vont probablement aggraver cette fragilité que j'appellerais hormonale.

Le trauma psychique

Le trauma psychique produit une onde de choc sur notre physiologie, impliquant des dérèglements insoupçonnés. Dans les grandes dépressions notamment, des études ont mis en évidence la diminution du taux d'anticorps chez les individus concernés. Pour résumer, notre état psychique influence notre capacité à nous défendre psychologiquement, mais aussi biologiquement. Chez les personnes en situation d'obésité, l'incidence du trauma est beaucoup plus importante – près de trois fois – que dans la population générale. On constate donc que les traumas font partie des causes complexes et multifactorielles de cette maladie chronique. Et ces traumas s'accompagnent de tous les mécanismes de défense décrits par les Pr Boris Cyrulnik et Philippe Ariès.

Je fais bien la différence entre le trauma et le stress. Aujourd'hui, nos sociétés font face à une sorte de déstructuration : les valeurs communautaires ont été remplacées par l'individualisme. On a le sentiment, à raison, que nous allons connaître un changement d'époque, avec tous les bouleversements qui vont s'y rapporter. Tous les cadres sociétaux qui, dans le passé, permettaient de gérer les traumatismes d'une vie – l'initiation, la spiritualité, la hiérarchie, le pardon, la bonté, les rituels – ont disparu. La question du sens se pose avec une acuité inconnue depuis des décennies. Pour autant, la gestion du stress est certes inhérente à notre époque, mais elle fait partie des facteurs aggravants de la maladie obésité, de la même façon que la capacité à gérer ses émotions. Le trauma, lui, est un événement qui vient de l'extérieur, qui s'impose et qui va tout dérégler. Il s'agit bien d'une cause qui peut aussi altérer la capacité à gérer ses émotions. Moins la gestion du stress est efficace, plus le trauma peut conduire à l'obésité.

Répétons-le, l'obésité est une maladie qui affecte l'individu dans sa globalité. Toutes ces familles de causes sont reliées et presque toujours présentes dans la maladie.

L'importance de la prise en compte du trauma dans la prise en charge de la maladie est de plus en plus reconnue dans la littérature scientifique. On peut assimiler cet excès pondéral à une couche protectrice inconsciente, notamment lorsque le trauma est survenu tôt au cours de la vie. Le risque, en effet, est un conflit entre le cerveau conscient du patient qui souhaite perdre du poids et son cerveau inconscient qui lui envoie un message d'alerte car perdre du poids serait se mettre en danger. La non-prise en compte de ce facteur pourrait expliquer, chez certains patients, la stagnation de la perte de poids, voire une reprise, malgré une chirurgie bariatrique bien faite et des consignes bien tenues.

Si l'on identifie déjà certaines causes de la maladie, il est probable qu'il existe d'autres types de transmission encore inconnus.

— 2 —

Les facteurs aggravants

On ne connaît, pour le moment, que partiellement les causes de l'obésité. J'insiste sur le fait qu'il ne faut pas les confondre avec les facteurs aggravants, qui sont reliés à des comportements sur lesquels les patients peuvent travailler avant d'être opérés. Ils nous concernent tous et sont associés à la bonne santé depuis l'Antiquité.

Faut-il le rappeler une nouvelle fois ? Parler de facteurs aggravants ne signifie pas culpabiliser les personnes malades.

On peut classer ces facteurs en deux grandes familles reliées aux comportements individuels ou aux comportements communautaires.

L'alimentation

Une personne en surpoids est presque automatiquement accusée de mal se nourrir. Il faut dénoncer cet a priori, car la nourriture est un facteur aggravant de la maladie, mais pas une cause directe de l'obésité. Pour l'illustrer, on peut faire le parallèle avec le diabète. Le sucre aggrave la maladie mais ne la provoque pas. On n'est pas diabétique parce que l'on a mangé trop de sucre quand on était petit, le malade n'est pas responsable de sa maladie. Eh bien, c'est exactement la même chose, en plus complexe, pour la maladie obésité. Ce n'est pas parce que l'on mange mal que l'on est obèse, même si cela peut aggraver la pathologie.

Une poignée de haricots verts est évidemment moins calorique qu'un burger ou un plat industriel trop riche en sel, en sucre et en lipides, et il vaut mieux manger des fibres que des produits ultratransformés. Mais ces dérives alimentaires ne sont pas suffisantes pour expliquer le développement d'une obésité morbide.

Bien sûr, avoir une bonne alimentation reste très important. Dans le parcours obésité, on explique aux patients comment constituer une assiette équilibrée. Cependant, la notion d'une « bonne alimentation » est multifactorielle. Il y a ce que l'on mange, mais aussi la taille des portions. Beaucoup de malades en surpoids ont tendance à manger en trop grande quantité. La vitesse à laquelle on prend ses repas est aussi capitale. Rappelons qu'il faut prendre son temps, bien mastiquer les aliments. Un repas ne devrait pas, sauf exception, être pris sur le pouce.

Beaucoup d'autres facteurs entrent aussi en ligne de compte. Notamment la beauté d'un repas, sur une table bien dressée, dans de belles assiettes. On pourrait croire que ce sont des banalités, mais ces conseils permettent de mieux profiter de son repas. On sait, par exemple, que boire dans des gobelets en plastique transforme le goût des liquides. Les manières de table ont une grande importance, le plaisir de manger est essentiel à la satiété. La France a toujours été précurseuse dans les pratiques de table, entre autres parce que médecins et chirurgiens avaient observé l'intérêt médical de prendre son temps pour manger.

Notons que le grignotage ne donne pas toujours conscience des quantités que l'on absorbe et n'apporte pas ce plaisir de manger. Il vaut mieux mettre en place des collations à des heures régulières, le matin et l'après-midi. La gestion de l'apport d'un aliment va être différente en fonction du moment de la journée. C'est ce que l'on appelle la chrononutrition. Ainsi le meilleur moment pour apporter du sucre sera le goûter, vers 16 heures ; les mêmes quantités et types de sucre seront plus dangereux le matin, au petit-déjeuner par exemple.

Enfin, chacun devrait pouvoir adapter son comportement alimentaire aux calories qu'il dépense. Mais ce n'est pas toujours simple. Le contrôle principal du comportement alimentaire se réalise dans le système nerveux central, particulièrement au niveau de l'hypothalamus. Les informations sur le statut énergétique de l'organisme arrivent par voie nerveuse et hormonale, pour ainsi adapter les apports aux besoins. Des facteurs psychologiques, sociaux et environnementaux viennent altérer cette régulation et favoriser l'apparition de l'obésité.

Le fait de varier son alimentation a aussi une importance non négligeable, et pour cela, on peut se caler sur les produits de saison, ce qui permet d'éviter certaines carences.

L'activité physique : lutter contre une sédentarité généralisée

L'activité physique est essentielle pour le corps. L'OMS recommande une heure de marche par jour et trois heures d'activité physique par semaine. Par activité physique, on entend une activité qui essouffle un peu plus, comme le vélo ou la marche rapide, qui sont à la portée de tout le monde.

Les constats liés au mal de la sédentarité sont terribles à observer. Les statistiques sont préoccupantes. 95 % des adultes français risquent des problèmes de santé dus à l'inactivité physique. 80 % des enfants et adolescents ne respectent pas les recommandations de l'OMS, qui préconise au moins 60 minutes d'activité physique quotidienne pour être en bonne santé.

Il s'agit d'un véritable problème de santé publique car l'inactivité physique tue ! Elle serait responsable de 9 % des décès en France.

On peut aussi mentionner, en quarante ans, la perte de capacité respiratoire chez les enfants, ainsi que le surpoids et l'obésité pour 29 % des garçons et 27 % des filles. On constate également une détérioration des capacités physiques des collégiens français : une étude récente a montré que les collégiens courent moins vite aujourd'hui qu'il y a trente ans, indiquant une baisse de la forme physique générale chez les jeunes.

Retenons bien ces chiffres : près de 50 % des Français sont en situation d'obésité (17 %) ou de surpoids (31 %).

Plus l'inactivité augmente, plus la santé physique des Français se détériore avec des risques accrus de diabète de type 2, des risques de dépression, de cancers et d'accident vasculaire cérébral (AVC).

Être sédentaire, c'est passer plus de 7 heures par jour éveillé sans bouger. Ainsi même des grands sportifs sont sédentaires ! Certains footballeurs, en dehors de leurs 3 heures d'entraînement par jour, restent devant des écrans le reste du temps !

On ne peut que s'inquiéter des modes de vie modernes et de la généralisation du télétravail. Les adultes passent en moyenne 6 h 30 à 7 h 30 par jour en position assise les jours travaillés, et près de deux heures supplémentaires les jours non travaillés. Aujourd'hui, les écrans sont omniprésents dans nos vies. La durée moyenne passée devant un écran varie de 3 h 30 à 5 heures chez les adultes et 3 heures à 4 h 15 chez les enfants !

L'OMS recommande une rupture régulière de sédentarité pour les personnes passant de nombreuses heures devant leur écran, par des pauses d'au moins une minute toutes les heures ou de 5 à 10 minutes toutes les 90 minutes. Pauses pendant lesquelles la personne passe de la position assise à la position debout avec une activité physique d'intensité faible (par exemple, se lever pour ranger un livre ou marcher lentement).

L'activité physique modifie la sécrétion d'insuline. Une étude a montré que le simple fait de se lever toutes les demi-heures modifie les courbes de glycémie et d'insuline, et cela même la nuit lorsque l'on dort, parce que la mémoire de l'activité a un impact sur le cerveau. On pourrait enseigner ces techniques dans les écoles. Il ne s'agit pas de bouger tout le temps, ni dans tous les sens, mais d'apprendre à réguler la position assise pour prévenir l'obésité.

On peut regretter que les prescriptions médicales aujourd'hui soient seulement chimiques. Pourtant, prescrire de l'activité physique, proportionnée à la pathologie des patients, pourrait être tout aussi, voire davantage, bénéfique. Actuellement, seules les séances de kiné et quelques cures se voient remboursées. Ce sont toutes les thérapeutiques autour du corps qu'il faudrait mettre au centre de la prévention contre l'obésité. Elles sont encore trop méprisées. Le rapport de la HAS de 2022 est pourtant très éclairant ; l'activité physique préserve de la maladie : des pathologies courantes, des maladies coronariennes, des accidents vasculaires cérébraux, du diabète de type 2, de certains cancers (le cancer du côlon et le cancer du sein) et de certains problèmes de santé mentale tels que la dépression.

Prenons l'exemple extrême d'une personne tétraplégique, l'exosquelette (le squelette externe) qui lui permet de bouger, de se mettre droit, lui permet de mieux respirer, de prolonger son espérance de vie. Le mouvement, la verticalité sont essentiels à une bonne santé.

Le protocole RAAC[1] que je pratique lors des opérations bariatriques va dans ce sens. Cette prise en charge globale, la plus humaine possible, du patient, qui est alors au cœur des soins, favorise son rétablissement précoce. Le patient se rend en marchant dans la salle d'opération. On le fait lever très tôt après l'opération. J'ajoute que je privilégie, chaque fois que c'est possible, les opérations en ambulatoire.

Chez les jeunes

37 % des enfants de 6 à 10 ans et 73 % des jeunes de 11 à 17 ans n'atteignent pas les recommandations de l'OMS (60 minutes d'activité physique par jour).

Les enfants et les adolescents passent en moyenne entre 3 et 4 heures par jour devant un écran. Le temps d'écran un jour de week-end est presque le double de celui d'un jour d'école.

2 jeunes sur 3 présentent un risque sanitaire préoccupant, caractérisé par le dépassement simultané des deux seuils sanitaires : plus de 2 heures de temps d'écran et moins de 60 minutes d'activité physique par jour. Ce pourcentage est plus élevé chez les filles que chez les garçons.

1. La récupération améliorée après chirurgie.

Chez les adultes
La durée moyenne de sédentarité est de 7 heures par jour pour les adultes.

38 % des adultes passent plus de 8 heures par jour dans un comportement sédentaire, avec une proportion plus élevée chez les adultes les plus jeunes (42 % des 18-44 ans) que chez les plus âgés (31 % des 45-64 ans).

1 adulte sur 3 combine un manque d'activité physique et une durée des comportements sédentaires trop importante (24 % chez les hommes et 40 % chez les femmes).

Sources : études Esteban (2014-2016) et Inca3.

Il n'est pas toujours simple pour les patients en situation d'obésité de pratiquer une activité physique. C'est pour cette raison que, dans l'hôpital où je travaille, nous avons tenu à développer, en partenariat avec des établissements de santé, un outil digital qui leur est destiné. L'application, intitulée aPa, les accompagne en leur proposant des activités physiques adaptées. Ces séances pensées par des kinés sont personnalisées, en fonction des limitations physiques de chaque patient. L'application est conçue pour être utilisée facilement depuis son domicile, sans contraintes horaires et matérielles. Ce type d'initiative gagnerait à être développé.

Le sommeil

Le sommeil a une importance capitale sur la santé et sur le poids. Il se mesure en cycles, en durée et en profondeur.

Un mauvais sommeil est susceptible de provoquer une augmentation de l'appétit et de l'insulinorésistance. Pour bien dormir, il faut utiliser les écrans avec parcimonie, en particulier les réseaux sociaux, selon une étude récente. Avant de dormir, il faut leur préférer la lecture. Pour terminer la journée, ne pas hésiter à pratiquer tout ce qui a trait à la respiration : la méditation, la sophrologie, la relaxation. Il est également important de détecter l'apnée du sommeil, qui concerne 70 % des personnes obèses et qui met leur santé en jeu.

La gestion des émotions

S'alimenter est vital, mais la nourriture peut aussi jouer le rôle ancestral d'antidépresseur. Manger procure un plaisir, un apaisement. Mais ce bien-être est temporaire et manger ne résout pas les problèmes. C'est sans doute une banalité de le rappeler, mais nous vivons dans un monde extrêmement stressant. Comment ne pas être concerné par les défis et enjeux de notre époque ? Le réchauffement climatique, les conflits mondiaux, la montée des radicalismes de toutes sortes…

D'immenses changements de société ont été induits par la révolution numérique. Les modes de vie en ont été modifiés. Avec l'utilisation des écrans, des réseaux sociaux, nous avons la possibilité d'avoir accès à une information en continu. Après une journée de travail, nous n'avons que peu de répit, nous sommes sans arrêt en alerte.

Les rencontres amoureuses, capitales dans une vie d'être humain, se font souvent sur des sites Internet. Nous avons l'obligation d'acheter en ligne des vêtements, des billets de train, d'avion, avec des *deadlines* intenables pour avoir des prix décents. Toutes ces sollicitations induisent un stress constant. En une vingtaine d'années, la vie a été totalement transformée sans qu'on ait totalement conscience des conséquences de ces changements sur notre psychisme.

Même les relations médecin-patient ont été bouleversées avec cette révolution numérique. De nombreuses personnes ont tendance à effectuer des recherches en entrant leurs symptômes, comme si un moteur de recherche, avec toutes ses limites, allait pouvoir remplacer un médecin. Elles restent parfois des jours, des semaines, seules, avec une information non filtrée, potentiellement malades, isolées dans leur mal-être.

Cette inflation du stress est sans doute bénéfique à l'économie, mais néfaste pour la santé.

Je ne prône pas l'idée qu'il faille se retirer du monde. Mais je pense qu'il est nécessaire de prendre un peu de recul, simplement pour se faire du bien.

Il faudrait apprendre aux gens à se décontracter. Je trouve d'une grande justesse que l'on insère des cours d'empathie dans les cursus scolaires. Pourquoi ne pas ajouter aussi des méthodes liées à la respiration, comme la méditation, la sophrologie, mais aussi promouvoir des temps de silence, de recueillement, de prières, pas forcément religieuses, mais reliées à son intériorité, pour permettre de s'apaiser, de chercher du sens à une époque où il est parfois difficile d'en trouver ?

On peut, bien sûr, avoir envie de s'engager pour une cause à laquelle on croit ; mais cela sans agressivité, sans brutalité. Prenons l'exemple du réchauffement climatique. On peut avoir tendance à se sentir dépassé et à se demander ce qu'on peut faire seul. Au lieu de déprimer et de s'angoisser, on peut agir à son niveau, en achetant et en consommant par exemple des produits de saison. Agir ainsi aura un impact, peut être modeste, mais réel, sur le climat, ainsi que sur sa propre santé, en évitant les carences, et sur notre budget puisque les produits de saison sont souvent moins chers. Cela peut sembler être des banalités, mais envisager les actes de la vie quotidienne avec un peu de recul permet plus de sérénité.

Un patient est une personne à prendre dans sa globalité. C'est de cette manière que Marie-Christine Boutron, médecin nutritionniste, appréhende chacun de nos patients en commençant par enquêter sur leur histoire.

« Je leur demande toujours de me parler de leur naissance (voie basse ou césarienne, s'ils ont été allaités, leur poids à la naissance, s'ils étaient prématurés...), de leur famille, leur place dans la fratrie ; cela me permet de comprendre le contexte de leur vie et saisir ce qui a pu motiver leur prise de poids. Ce qui est important, c'est de deviner ce qui a engendré cette envie de trop manger. Au cours de leur vie, 90 % d'entre eux ont vécu un trauma. Ils ont eu affaire à une ou des personnes qui les ont traumatisés, que ce soit un parent, un frère, une sœur, un conjoint. Ils ont pu être les victimes ciblées d'un manipulateur, d'un pervers narcissique ou d'un proche violent. Ce ou ces traumas ont été à l'origine, chez ces victimes, de l'activation du mode survie. »

On le comprend aisément, si l'on ne prend pas le temps d'écouter nos patients et que l'on se contente de leur dire « vous mangez trop et mal », cela n'aura aucun impact à long terme sur leur maladie. Marie-Christine leur donne les clés pour sortir du « mode survie » et se diriger vers un nouveau « mode vie ».

Il n'y a pas de profil psychologique « type » de l'obèse. En revanche, il est courant de penser que les personnes en situation d'obésité supporteraient plus difficilement les émotions intenses que les autres. Elles auraient également du mal à exprimer leurs sentiments ou à régler des situations conflictuelles. Le stress dépassé, les troubles anxiodépressifs peuvent influer sur la prise de poids. Ainsi, s'il est très fréquent de constater une perte de poids chez les patients déprimés, un petit nombre d'entre eux compensent par un comportement alimentaire qui se transforme en une conduite addictive.

La plupart du temps, les personnes obèses ont été soumises à des régimes et se sont heurtées à des échecs à répétition. Ces déceptions successives ont pu susciter chez elles de la colère, de la frustration, de l'insatisfaction, un mal-être prononcé avec un sentiment de culpabilité.

Le rôle du soignant est d'aborder l'obésité de manière globale et de tenir compte des souffrances non seulement physiques mais aussi psychologiques et sociales. Il s'agit également de lutter contre le sentiment de culpabilité qui s'est lié à la façon de se nourrir qualitativement comme quantitativement.

« Les patients qui se présentent pour bénéficier d'une opération de l'obésité me décrivent souvent la difficulté qu'ils ont à gérer leur rapport à la nourriture. Ils mangent pour gérer leur anxiété, pour gérer leur frustration, leur colère, leurs conflits ou leur dépression », explique Marc Grohens, psychiatre qui travaille avec moi.

« Tout ce qui a trait à des émotions négatives ou à des moments anxieux est géré en grignotant. Ces patients décrivent souvent les attitudes de leur entourage dans l'enfance au cours de laquelle des aliments leur ont été offerts pour gérer leurs émotions ou comme une récompense. L'alimentation ne peut être une récompense, c'est simplement un besoin primordial. Ces personnes puisent dans ces stratégies comportementales vécues ou visualisées, et devenues adultes, elles ne parviennent parfois pas à dépasser ces problèmes de frustration et vivent toujours dans cette dysrégulation émotionnelle. Ainsi certains sujets continuent le grignotage par ennui, vécu de solitude, se resservent à table pour éprouver du réconfort, un sentiment de complétude alors qu'ils ont assez mangé. Ils boivent du chocolat chaud pour éprouver les mêmes émotions que lorsque leurs grands-mères leur en préparaient lorsqu'ils étaient enfants, dans l'espoir d'éprouver les mêmes sensations enfantines.

D'autres se remplissent pour se calmer, pour endormir leurs émotions. Le grignotage agit comme une consolation, l'évocation de souvenirs. Ces grignotages, ces trop-pleins de nourriture, produisent comme un court-circuit euphorisant et gomment, de façon momentanée, ce qui fait souffrir.

Il y a chez ces personnes une confusion entre le réconfort et le plaisir. La nourriture ne peut consoler, ni des tracasseries du quotidien, ni d'événements dramatiques. Voire traumatiques. Les femmes auraient davantage tendance à se rassurer avec la nourriture, tandis que les hommes seraient plus enclins à se consoler avec l'alcool. »

Nous proposons à ces personnes de suivre des thérapies comportementales et cognitives pour se défaire de ces conditionnements et croyances. Je me sens angoissé, par quoi puis-je remplacer l'envie de manger ? Les thérapies cognitives et comportementales (TCC) s'intéressent à la partie visible de l'iceberg, celle qui fait souffrir. Ce sont des thérapies brèves, centrées sur la cognition, c'est-à-dire sur ce qui fait souffrir, sur les pensées parfois erronées et négatives de l'individu sur lui-même, qui peuvent générer un état de souffrance et un comportement névrotique, notamment des dépendances, des phobies, des TOC. La thérapie va s'attacher à corriger ces comportements et pensées inexactes. Les TCC s'appuient sur une relation active entre le thérapeute et le patient afin d'apprendre à avoir de nouveaux comportements.

Les TCC les aident à comprendre ce qui console vraiment : ce n'est pas la nourriture, mais l'empathie, le contact et la compréhension de la relation avec les autres. Normalement à l'adolescence nous expérimentons la richesse et l'importance de la qualité de la relation à l'autre, les possibilités de compréhension mutuelle et de soutien, et de reconnaissance réciproque. Au lieu de grignoter, de se remplir parfois, les patients apprennent peu à peu à transformer les moments de stress, d'insatisfaction, en d'autres activités, par exemple créatrices (jardiner, peindre, dessiner, etc.).

Pour que les gens éprouvent une véritable amélioration dans leur comportement, il faut au moins 4 à 8 mois de travail. C'est pour cela qu'avec le docteur Marc Grohens, nous avons mis cette consultation psychiatrique d'évaluation en début de parcours. Cela permet aux patients d'avoir le temps que la thérapie commence à agir, lorsque le sujet est motivé.

« Après avoir suivi cette thérapie comportementale et cognitive, ils ont l'impression d'être plus calmes et posés. Je suis notamment rassuré lorsqu'ils me disent que les gens autour d'eux ont noté ce changement. Nous faisons aussi attention à orienter les patients qui présentent un état dépressif avéré vers un thérapeute qualifié pour qu'ils soient pris en charge au long cours. Les personnes déprimées sévères guérissent moins vite, risquent d'avoir plus de problèmes lors des opérations chirurgicales, ne sont pas à même d'envisager tous les aspects, toutes les conséquences d'une intervention bariatrique. » Comme l'explique très bien Marc Grohens, nous n'envisageons jamais nos patients comme un morceau d'estomac que l'on va couper, mais comme une personne. Cette démarche s'inscrit dans une vision globale du sujet en interaction avec son environnement et ses proches.

Dans ce parcours obésité, nous faisons en sorte que les pathologies soient traitées en parallèle, nous apprenons aux patients à être mieux avec eux-mêmes, à prendre soin d'eux et de leur santé.

Il faut bien faire la différence entre les dysfonctionnements et les troubles alimentaires. Pour les patients qui souffrent de véritables dysfonctionnements alimentaires, les boulimiques notamment, leur prise en charge dure plusieurs années. Ces patients-là doivent être stabilisés ou guéris avant que l'on puisse s'occuper d'eux et leur proposer d'être opérés. Dans le parcours obésité, on ne voit pas plus d'un ou deux boulimiques par an.

L'incitation de l'agroalimentaire

Pas facile d'y voir clair lorsque l'on est assailli de publicités pour des produits transformés sans aucune qualité nutritionnelle. Des plats préparés pleins de sel et d'additifs, des régimes à la mode… qui, à long terme, ne feront que vous faire prendre des kilos supplémentaires. C'est la même « arnaque », si je puis dire, quand on vous vante le bon lait dans les barres chocolatées pour les enfants, les yaourts 0 % sucrés aux édulcorants, les produits laitiers « qui sont nos amis pour la vie » à consommer avec des céréales pleines de sucres ou les jus de fruits sans sucres ajoutés.

Ne vous laissez pas conditionner par tous ces packagings plus alléchants les uns que les autres. Rien ne remplacera le bien-manger. Globalement, on doit éviter les produits transformés avec des conservateurs et privilégier le frais, de saison et de proximité.

L'industrie agroalimentaire de masse utilise des conservateurs qui sont répertoriés comme perturbateurs endocriniens : leur absorption va dérégler des sécrétions, comme celles de l'insuline. Des dérèglements qui favorisent l'obésité. Rappelons la définition de l'OMS de 2012 et reprise par la Commission européenne. « Un perturbateur endocrinien est une substance, ou un mélange de substances, qui altère les fonctions du système endocrinien et, de ce fait, induit des effets néfastes dans un organisme intact, chez sa progéniture ou au sein de (sous)-populations. »

Les perturbateurs endocriniens se retrouvent dans de nombreux objets et produits de la vie courante (produits ménagers, détergents, produits de traitement des cultures, cosmétiques, produits alimentaires, etc.). Ils sont également présents dans l'environnement en raison de la contamination des différents milieux (eaux, sédiments, sols, air, etc.). Les études de biosurveillance dans la population française ont montré une imprégnation généralisée de la population, notamment des enfants, par certains de ces produits (phtalates, bisphénols, pesticides, PCB, etc.).

Leurs effets sur la santé humaine sont complexes et encore mal connus, mais de plus en plus de données scientifiques suggèrent qu'ils altèrent de nombreuses fonctions du système hormonal, appelé système endocrinien : fonctions reproductives, thyroïdiennes, métaboliques, surrénaliennes…

D'après le rapport OMS-PNUE 2012, près de 800 substances chimiques ont des propriétés perturbatrices endocriniennes avérées ou suspectées. La liste des substances suspectées d'entraîner ce type d'effets est modifiée au fur et à mesure des nouvelles recherches. Parmi elles, on peut citer :

– certains pesticides (organochlorés, fongicides, herbicides) ;
– plastifiants (phtalates, bisphénol A), retardateurs de flamme (PBDE), revêtements (PFAS) ;
– médicaments : Distilbène (utilisé en prévention des fausses couches de 1940 à 1977), antidouleurs (paracétamol, AINS, aspirine), antidépresseurs (fluoxétine) ;
– produits émis par les combustions incomplètes issues des incinérateurs, de l'industrie métallurgique et sidérurgique et liés à la pratique de l'écobuage des végétaux (dioxines, furanes, PCB) ;
– produits d'hygiène (triclosan) et cosmétiques (parabènes) ;
– phyto-estrogènes (soja).

Les fausses croyances

Il est très fréquent que les patients qui viennent me consulter dans le parcours obésité me racontent avoir été dissuadés de recourir à la chirurgie de l'obésité aussi bien par leurs proches que par des soignants.

Lorsque j'évoque ces questions sur les réseaux sociaux, en partageant des études scientifiques, je suis atterré par certaines réactions, notamment lorsqu'elles proviennent de professionnels de santé. Quand je parle de l'importance de déculpabiliser les patients, on me rétorque des énormités telles que : « Pourquoi ne pas les encourager à manger au fast-food tous les jours ? » « S'ils sont gros, c'est qu'ils ne font aucun effort ! » Si j'explique en quoi l'obésité est une épidémie, on me répond : « Si elle s'attrapait, ça se saurait ! »

Mais ces fausses informations ne s'arrêtent pas là, on laisse entendre aux patients que la chirurgie est dangereuse et qu'elle peut tuer. Qu'il leur suffirait de suivre un régime pour se sortir de leur souci de poids. Que la chirurgie serait une solution de facilité, qu'il faudrait un peu volonté pour s'en sortir. Je le martèle et ne cesserai de le faire : passé un stade, le patient ne peut s'en sortir seul. Ni en pratiquant un jeûne intermittent, ni en faisant un régime, ni en consommant des produits labellisés régime. Suivre le parcours pour une chirurgie de l'obésité demande beaucoup de courage.

Cette chirurgie-phobie est terrible parce qu'elle met en danger les personnes en situation d'obésité. C'est elle qui tue. Loin d'être une chirurgie de confort (comme c'est le cas pour la chirurgie fonctionnelle, pour les prothèses ou pour l'arthrose), la chirurgie de l'obésité sauve la vie des patients.

La discrimination

Dans tous les domaines et les moments de la vie, les personnes en situation d'obésité sont victimes de discrimination. Et cette discrimination contribue à les faire grossir encore davantage.

À l'école, être en surpoids signifie courir un risque plus élevé d'être harcelé ; mais les embûches ne s'arrêtent pas là, bien au contraire. Les personnes en situation d'obésité sont discriminées dans le monde du travail, à l'embauche et lors de la recherche d'un emploi. Selon une étude sur la perception des discriminations dans l'emploi publié par l'Organisation internationale du travail, une femme obèse a huit fois moins de chance d'être embauchée qu'une femme avec un IMC dit normal. Pourquoi ? Parce que, selon des croyances complètement erronées, les personnes obèses sont considérées comme moins volontaires, manquant de discipline, pas capables de résister à la nourriture et pas assez motivées pour maigrir. Les personnes obèses doivent endurer aussi des paroles blessantes qui sous-entendent qu'elles n'y connaissent rien en diététique et qu'il faudrait non seulement qu'elles se mettent au régime, mais qu'elles se renseignent aussi sur l'équilibre alimentaire.

On l'a vu également, lors d'une consultation médicale, même éloignée de cette pathologie obésité, il n'est pas rare que les patients soient à nouveau stigmatisés, que les médecins ne possèdent pas le matériel adapté à leur corpulence, que les professionnels de santé non formés se permettent des commentaires déplacés. Lorsque des soignants reprochent à des patients leur obésité, directement ou indirectement, en employant des phrases ou des expressions blessantes, cela contribue à les éloigner du système de santé. Une de mes patientes m'a raconté que sa gynécologue lui avait dit en levant les yeux au ciel : « On ne peut pas voir grand-chose dans toute cette masse. » Les personnes en situation d'obésité qui subissent de telles remarques éviteront de consulter des professionnels de santé de peur d'être stigmatisées.

Comment supporter de se faire constamment réprimander, sermonner, lorsque l'on consulte un professionnel de santé ?

Dans la vie quotidienne, les personnes en situation d'obésité évoquent aussi des regards blessants, que ce soit dans les magasins, dans les transports ou dans la rue. Il leur faut aussi apprendre à renoncer à trouver des vêtements qui leur plaisent et à se contenter de ceux qui seront à leur taille. Qui pourrait supporter cette stigmatisation quotidienne dans tous les domaines de la vie ? Les regards ironiques et goguenards empêchent parfois les personnes en situation d'obésité d'avoir une vie intime et sociale.

Culpabiliser une personne en surpoids la fait autant grossir que de l'emmener déjeuner tous les jours au fast-food. Les personnes obèses savent qu'elles sont en surpoids. Ce n'est pas un choix de leur part. Pour une société plus juste, il faut former et informer sur la maladie obésité. Surtout quand on sait que la majorité des gens pensent encore qu'il ne tient qu'aux personnes en surpoids de se prendre en charge ! Il faut d'abord former les médecins pendant leurs études, et ce dès les premières années. Il est important d'agir dans les écoles, dès la maternelle. Les enfants en surpoids sont les premières victimes du harcèlement scolaire. Le reste de leur vie risque d'en être affecté. Il est également temps d'agir contre les discriminations qui ont cours dans le monde du travail et qui en écartent une partie de la population.

Il faut en prendre conscience, la discrimination vécue par les personnes en situation d'obésité isole les patients, les enferme encore plus avant dans la maladie.

— 3 —

Tout sauf les régimes

Entre l'industrie agroalimentaire qui incite les gens à penser qu'ils peuvent manger tout ce qu'ils veulent, n'importe quand, et l'industrie des régimes, qui a intérêt à ce que les gens soient en surpoids pour leur faire croire qu'ils vont pouvoir maigrir avec des formules miracles, les gens sont totalement perdus.

Une mode…

À chaque époque, son régime. Chacun apporte son lot de promesses. Efficacité, rapidité, facilité. On peut regretter que les médias se contentent souvent de relayer, dans leurs colonnes, des régimes à la mode, sans expliquer qu'ils ne prennent aucunement en compte la santé des gens, pire, les mettent en danger, sans donner la moindre information à ce sujet.

Disons-le, le coût est énorme pour les personnes en situation d'obésité. À court terme, les malades perdent du poids, la plupart du temps au détriment de leur santé, mais très rapidement, il faut s'attendre à une reprise de poids plus importante qu'avant le régime. On pourrait citer les nombreuses marques qui font la promotion de leurs régimes à grand renfort de publicité, les jeûnes intermittents, les régimes d'avant l'été ; on se souvient aussi de la mode du régime protéiné qui ne se souciait aucunement des carences qu'il pouvait provoquer sur l'organisme. Il y a aussi le traditionnel régime hypocalorique selon lequel les repas sont synonymes d'interdits. Il faut alors oublier les chocolats, le sucre, le fromage, mais penser crudités, légumes verts, jambon blanc, fruits et yaourts à 0 %. En somme, un programme sain fondé sur de nombreuses privations. La méthode est efficace mais tellement frustrante qu'elle est intenable.

… néfaste pour la santé

Il faut être clair : aucun régime ne fonctionne à long terme pour les personnes atteintes par la maladie. C'est inévitable, on reprend progressivement tous les kilos que l'on a perdus et même davantage. Les régimes sont même pires qu'inefficaces, ils sont nuisibles. Les régimes créent un stress sur l'organisme : le corps réagit en augmentant des sécrétions d'hormone, comme l'insuline, ce qui va aggraver la maladie obésité. Le corps va mettre en réserve, ce qui induit une prise de poids et un stockage de graisse. C'est terrible pour les gens qui essaient de tenir des régimes au prix d'une volonté de fer, parce qu'ils finissent par reprendre leurs kilos, dépriment, et mettent leur corps à rude épreuve. Tout cela est aujourd'hui bien connu, tout jeûne prolongé ou régime restrictif est perçu comme un danger par nos corps et déclenche des mécanismes de mise en réserve encore plus puissants. Ainsi, au repas suivant, les décharges hormonales (notamment d'insuline) sont d'une intensité plus importante, augmentant l'absorption pour une même dose. Il est donc prouvé que le principe des jeûnes et des régimes chez la personne obèse, tels qu'ils sont proposés aujourd'hui, ne fonctionne pas et aggrave la maladie. Et la spirale de l'obésité repart de plus belle.

D'ailleurs, ne faudrait-il pas changer de vocabulaire ? Peut-on vraiment parler d'échec pour un traitement qui ne fonctionne pas ? La notion d'échec est culpabilisante. Est-ce la faute du patient, du soignant, du chirurgien, de la technique thérapeutique si ces régimes ne fonctionnent pas ? Je pense qu'il faudrait parler de reprise évolutive ! Prenons l'exemple d'un médicament qui ne fonctionnerait pas pour un cancer, on évoque une rechute et non un échec. Parler d'échec, c'est signifier qu'il y a erreur ou insuffisance soit du patient, soit du traitement. Cela paraît impensable dans le cas du cancer, on ne dira jamais que les patients sont responsables de la récidive de leur maladie, même quand c'est parfois le cas, dans la reprise du tabac par exemple. Mais le réflexe est bien là dans le cas de l'obésité !

Ces espoirs déçus, successifs, enfoncent encore un peu plus les personnes dans la maladie. Les patients perdent l'estime d'eux-mêmes, malgré tous les efforts qu'ils ont accomplis.

Pire, si les patients font trop le yoyo pondéral, des fibroses, c'est-à-dire des cicatrices, apparaissent dans la graisse et entraînent une moins bonne réponse au traitement chirurgical.

Non seulement le régime ne marche pas, mais il aggrave la maladie et la prise de poids à moyen terme, et crée des résistances au traitement.

C'est pour toutes ces raisons qu'avec mon équipe, je préfère toujours parler du bien-manger, que je définirais comme une alimentation contrôlée, à heure régulière, équilibrée, lente, en petite quantité, avec des produits non transformés et de qualité. Souvent les patients croient que se faire opérer, c'est renoncer au plaisir de manger. Une sorte de punition. Mais ce n'est pas du tout le cas. Bien sûr, il y a des contraintes, ce serait absurde de le nier, mais la vie d'une personne opérée ne l'empêche pas de profiter de ce qu'elle mange, bien au contraire. Je compare plutôt l'alimentation après la sleeve et le bypass, deux types d'opérations que je décris dans la troisième partie du livre, à un restaurant gastronomique où les portions sont petites, mais le goût, la sophistication, les couleurs, les textures et la qualité des produits doivent décupler les plaisirs de la table.

— 4 —

Que signifie bien manger ?

Des conseils et une notion de plaisir qui s'adressent à tout le monde

Mes recommandations et celles de mon équipe, en ce qui concerne l'alimentation et l'exercice physique, ne concernent pas uniquement les personnes en situation d'obésité. Ces instructions s'appliquent à tout le monde, simplement pour rester en bonne santé. J'insiste, d'ailleurs, toujours en début de parcours, sur le fait que le patient ne doit pas rester seul avec des exigences vécues en « punitions ». Il est important que son entourage soit impliqué afin que tout le monde puisse réfléchir à la manière de modifier son alimentation et ses manières de table. Chaque membre de la famille va pouvoir profiter de nos recommandations, parce que nous mangeons, presque tous, mal. L'entourage pourra aussi être d'une grande aide pour le patient lorsqu'il rencontrera des moments difficiles.

Dans l'absolu, le « bien-manger » n'est pas une partition invariable.

Bien manger, c'est faire du sur-mesure, s'adapter aux besoins de chacun, selon son sexe, son âge, ses besoins nutritionnels, ses besoins vitaux, tout en respectant la notion de qualitatif et de quantitatif. Mais nous ne sommes pas tous identiques, prendre soin de son alimentation implique aussi de garder le plaisir de manger. Il n'y a pas d'aliments interdits auxquels il faudrait renoncer pour toujours, notamment en fonction de tel ou tel diktat. On entend par exemple qu'il faudrait faire une croix sur le gras, le sucre ou la viande. Nous sommes omnivores et tous types d'aliments, hormis les produits toxiques, sont possibles en quantité maîtrisée et en fonction de ses besoins. L'idée est de prendre soin de soi et donc de son alimentation, comme on le ferait pour un nouveau-né.

Bien sûr, les produits non transformés, frais, de saison, sont plus adaptés à notre organisme. Tout ce qui est plat préparé contient des additifs qui ont tendance à tromper nos sens et notre satiété. Cela ne veut pas dire que l'on ne puisse plus jamais en manger de sa vie. Tout est une question de dosage. Sans entrer dans des banalités, les gens ont de moins en moins de temps à passer en cuisine. Mais consommer des produits non transformés ne signifie pas pour autant passer des heures à les préparer. Il ne s'agit pas non plus de mettre à l'index des plats qui font plaisir de temps en temps. Il est possible de consommer des burgers avec des produits de qualité. Prôner un régime restrictif est délétère. Bien manger signifie mobiliser ses sens, apprécier le moment et l'aliment, avoir du plaisir.

La chrononutrition

Un autre principe est à introduire : c'est la chrononutrition, décrite dans les années 1980 par le Dr Alain Delabos. Il s'agit d'une approche alimentaire fondée sur l'optimisation de l'utilisation de l'énergie en consommant les aliments au bon moment de la journée. Cela présuppose que notre corps bénéficie de rythmes et de cycles naturels qui ont une influence sur l'utilisation des aliments que nous mangeons, reliés notamment aux pics de sécrétion d'insuline, comme nous l'avons expliqué précédemment.

Cette démarche implique une organisation précise des repas tout au long de la journée.

Le matin, il faut manger des aliments riches en protéines et en graisses afin de bénéficier de plus d'énergie durant toute la journée. Le petit-déjeuner doit être copieux et gras, puisque les lipides ne sont pas stockés par l'organisme.

Le midi, il vaut mieux éviter les repas trop copieux, mais on peut manger des féculents, des protéines et un dessert léger. Cela permet de contrôler son poids, de réduire l'inflammation et, surtout, de rester productif tout le reste de la journée.

La collation de l'après-midi peut comporter du sucre, c'est, en tous les cas, le meilleur moment pour en consommer, là où le corps le gère le mieux. Mais uniquement des « vrais » et de « bons » sucres dits naturels (non raffinés dans la mesure du possible), consommés en milieu d'après-midi. On peut consommer des fruits secs, du chocolat noir, une viennoiserie avec une boisson chaude.

Le soir, on peut manger des légumes et des protéines, ce qui permet de dormir plus facilement. Il faut éviter les graisses et les sucres le soir : c'est ce que l'on stocke le plus facilement et ce qui demande davantage d'énergie au corps pour digérer et qui risque d'impacter le sommeil.

Dans le parcours obésité, nous apprenons aux patients à adapter leur alimentation aux contraintes de la chirurgie, qui réduit la taille de leur estomac et donc du bol alimentaire. L'équipe pluridisciplinaire de l'hôpital explique aux patients ce qu'ils vont devoir changer dans leurs habitudes.

Après l'opération, il leur faudra scinder leur alimentation en trois repas principaux et des collations, le tout à heures régulières. Ces collations ne sont pas du grignotage d'aliments de haute densité calorique, ce sont des aliments que l'on répartit différemment dans la journée. Il n'est souvent plus possible pour les patients de prendre un yaourt ou un fruit à la fin du repas, la collation est alors l'occasion de consommer ces desserts pour obtenir un équilibre alimentaire.

Il est également possible de manger en petite quantité des gâteaux apéritifs ou d'autres aliments qui n'apportent rien à l'organisme, de temps en temps, lors d'événement festifs, du moment que cela ne devient pas une habitude. D'ailleurs, nous n'interdisons aucun aliment aux personnes opérées car tout, même les boissons gazeuses, peut être réintroduit avec parcimonie et prudence. Tout est question de moment, de taille et d'attention aux réactions de son corps.

Le suivi est important pour accompagner le patient sur le long terme. La maladie obésité ne disparaît jamais et les facteurs aggravants sont susceptibles de revenir, changeant une addiction pour une autre, comme boire quotidiennement des boissons sucrées ou alcoolisées. Tout est une question de fréquence et de mesure.

Au quotidien, il faut aussi éviter les perturbateurs endocriniens, le sel, les graisses, les produits transformés et les édulcorants. Le fait de varier son alimentation et de consommer des fruits et légumes de saison (complémentarité en polyphénols) permet à la fois d'éviter d'être en contact, trop souvent avec les mêmes pesticides néfastes, mais aussi d'apporter à l'organisme des vitamines complémentaires.

Changer ses « manières de table »

Bien manger, c'est d'abord penser à faire du bien à son corps. Les protéines constituent la structure de l'organisme, les lipides (les bonnes graisses) en sont les briques et les glucides le carburant. Notre organisme a également besoin de micronutriments comme les minéraux, le zinc, le cuivre. L'idéal est d'avoir, à chaque repas, une protéine, un féculent et des légumes. Cathy Le Gallo, la diététicienne de l'équipe, ne donne pas d'indication de quantités aux patients. Elle préfère parler de la taille des assiettes et des couverts. En revanche, elle fait travailler les patients sur les manières de table, la durée du repas, l'horaire des prises alimentaires, la taille des bouchées et la mastication.

Bien manger signifie aussi prendre son temps, être en pleine conscience de ce que l'on mange, sans écran, pour profiter pleinement de ce que l'on déguste. Il faut savourer les goûts, les textures pour ressentir la satiété. Pour cela, il est important de se concentrer sur ses sensations. J'aime rappeler les codes de politesse « à la française » des XVIIIe et XIXe siècles, malheureusement oubliés et parfois même moqués, mais qui ont été construits sur les observations réalisées à la cour du roi par des médecins et chirurgiens. *Manger à la française*, c'est se tenir droit, couper avec la main droite de petits morceaux, maximum deux ou trois, poser le couteau, changer de main pour prendre la fourchette à droite et déguster un à un les aliments en fermant la bouche sans parler. La politesse envers celui qui a préparé le plat implique de manger au moins la moitié de l'assiette, mais de ne pas la terminer complètement. Cela signifierait aux convives que vous n'avez pas l'habitude de manger à votre faim et que vous êtes affamé ! Tous ces détails de bienséance peuvent paraître un peu désuets, mais ils sont en relation avec le bien-manger.

Le bien-manger se résume à manger lentement, en des quantités raisonnables et avec plaisir, ce qui devrait être l'objectif de tout le monde.

C'est souvent une nouvelle notion pour les patients. Nous les invitons à mettre en place ces habitudes avant d'être opérés. Il est important de maintenir le plaisir de manger en tenant compte des volumes, de la qualité gustative et nutritionnelle des aliments. Les patients deviennent gourmets en étant encore un peu gourmands. Une personne opérée mange entre 1 400 et 1 600 calories par jour. Cela peut être beaucoup plus si, par exemple, les collations ne sont pas adaptées.

Sur la durée, ce sont sans doute les manières de table que l'on a le plus de mal à contrôler. Les patients le constatent eux-mêmes : au bout d'un moment, ils sont moins attentifs, mangent trop vite, oublient leurs collations ou choisissent des aliments trop caloriques. Le risque est de regrossir.

Sur le long terme, il faut continuer à différencier l'envie de manger et la faim. L'envie est d'ordre émotionnel. La faim, elle, est considérée comme physiologique et nécessaire. Pour autant, les choses sont plus complexes. En effet, la perception est très discutable et conduit fréquemment à se tromper. Par exemple, le gargouillement et les bruits digestifs sont le plus souvent associés à des signes de faim physiologique. Pourtant ce sont presque toujours des bruits hydro-aériques venant du côlon. Il ne s'agit donc pas de faim ou d'un besoin de nourriture, mais de l'évacuation des résidus alimentaires. La perception de faim passe par le cerveau, la conscience interprète ces signes et peut se tromper. Tout va dépendre de son éducation, des habitudes que l'on a, mais aussi de son « état d'âme » et du moment. La perception de faim est un véritable champ thérapeutique. Je donne souvent le conseil de se baser sur des mesures aussi simples et stables que l'heure : si la sensation de faim survient au moment du repas ou de la collation, alors, oui, il s'agit de façon presque certaine de la sensation de faim, mais si elle surgit en dehors de ces créneaux horaires, c'est une fausse information. Dans ce cas, je recommande aux patients de boire un peu d'eau pour tromper le cerveau, sans apporter d'éléments alimentaires.

Bien manger ne doit pas être une obsession.

Recommander de bien manger ne signifie pas prôner une vision manichéenne des aliments, selon laquelle il en existerait de « bons » et de « mauvais ». Bien sûr, il est important de faire attention à ce que l'on mange, mais il ne faut pas que cela se transforme en une obsession. Un régime alimentaire dichotomique, avec des interdits et des restrictions imposant l'obligation d'anticiper tous les repas, rendant toute prise alimentaire très complexe et impliquant une analyse obsessionnelle de la composition des aliments, peut tourner au trouble du comportement alimentaire.

Cette obsession de manger sain porte un nom, l'orthorexie. Rejeter tous les aliments jugés comme malsains est dangereux. Il est évident que nous encourageons nos patients à choisir ceux qui vont leur faire du bien. À délaisser les produits transformés trop salés et trop sucrés ; mais une bonne alimentation inclut diversité alimentaire, végétale et animale, ainsi que convivialité et plaisir. J'insiste sur le fait que l'orthorexie est un désordre alimentaire que l'on voit de plus en plus se développer. Suivre une règle alimentaire très stricte ne sert qu'à se rassurer par peur, irrationnelle, de la maladie.

Je ne suis pas non plus favorable au régime alimentaire ultravégane ou anti-gluten. S'alimenter sainement ne doit pas signifier qu'il faille respecter des normes compliquées qui conduiraient à isoler les individus. L'être humain est omnivore, il doit s'alimenter de végétaux et d'animaux. Après une chirurgie de l'obésité, il y a bien sûr des contraintes, liées notamment aux quantités, mais les plaisirs de la table demeurent. En revanche, bien manger devient une nécessité absolue au regard de la maladie qui est toujours là et en raison des mécaniques de la chirurgie. S'il n'y a pas de problèmes techniques sur le montage chirurgical, ce qui peut malheureusement arriver, et si les principes du bien-manger sont intégrés par le patient, les choses deviennent simples et les patients éprouvent de nouveau le plaisir de manger. Il faut se diriger vers une alimentation de type gastronomique (en petite quantité) où la perception du plaisir repose non sur la quantité, mais sur la qualité (couleurs, textures, parfums, origine et histoire du produit), ainsi que sur la sophistication des plats et leur originalité.

Les conseils pré et postopératoires

Le postopératoire immédiat est, lui, très particulier. Les trois mois qui suivent l'acte correspondent à une sorte de période d'apprentissage. Les quinze premiers jours, il faut commencer par manger liquide, puis épaissir les aliments progressivement pour ne pas forcer sur les coutures (agrafes). La cicatrisation de l'estomac met environ huit à dix jours selon les cas.

Pour illustrer ces propos, je m'appuie sur le livret préopératoire réalisé par Mme Catherine Le Gallo, la diététicienne de mon équipe. Cette pyramide alimentaire et ces conseils permettent d'accompagner le patient durant les premières semaines qui suivent la chirurgie.

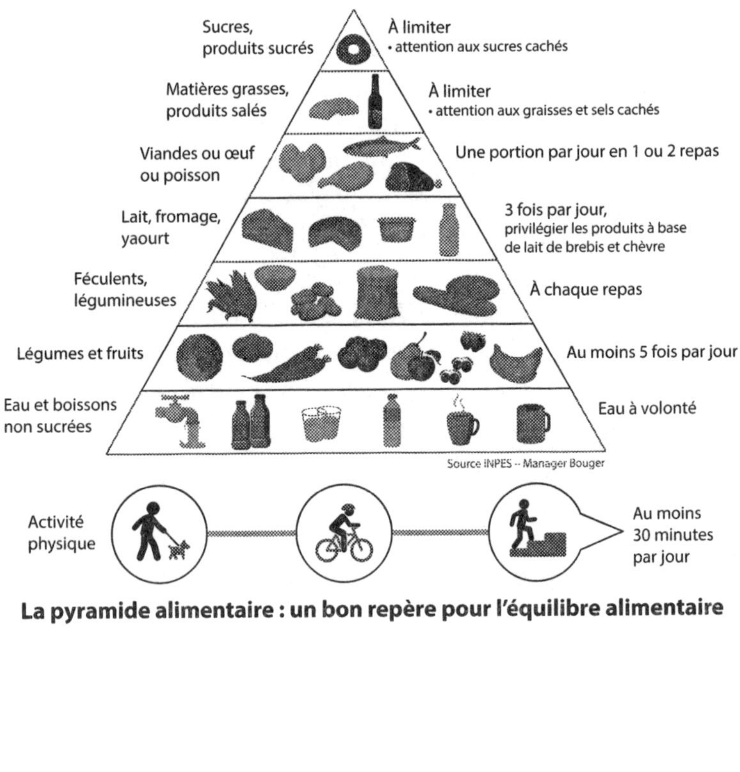
Sucres,
produits sucrés
À limiter
• attention aux sucres cachés
Matières grasses,
produits salés
À limiter
• attention aux graisses et sels cachés
Viandes ou œuf
ou poisson
Une portion par jour en 1 ou 2 repas
Lait, fromage,
yaourt
3 fois par jour,
privilégier les produits à base
de lait de brebis et chèvre
Féculents,
légumineuses
À chaque repas
Légumes et fruits
Au moins 5 fois par jour
Eau et boissons
non sucrées
Eau à volonté
Source INPES – Manager Bouger
Activité
physique
Au moins
30 minutes
par jour

La pyramide alimentaire : un bon repère pour l'équilibre alimentaire

Les conseils hygiéno-diététiques aux patients qui vont être opérés.

Faire trois repas principaux (petit-déjeuner, déjeuner, dîner) et deux à trois collations par jour (matinée, après-midi et soirée). Le fractionnement est une pratique à intégrer dans le nouveau rythme de vie. Il y a en moyenne 3 heures entre chaque prise alimentaire.

Les repas doivent être pris assis, de préférence dans le calme et sans avoir une autre activité susceptible de détourner l'attention de ces repas.

Il faut manger lentement, petite bouchée par petite bouchée, en mastiquant bien les aliments.

Le temps moyen du repas est de 30 minutes (40 minutes maximum), le temps que la satiété intervienne.

Il est recommandé d'utiliser de petits contenants (assiette à dessert, petite tasse, petit verre…).

Il faut écouter ses sensations et arrêter de manger dès que la satiété se fait sentir ou que l'on ressent un inconfort.

Préférez une cuisson des aliments sans graisse : vapeur, grillé, au four. Ajouter la matière grasse (l'équivalent d'une cuillère à café) après la cuisson sur vos aliments.

Varier et diversifier l'alimentation sans oublier de se faire plaisir.

Il faut penser à boire lentement, tout au long de la journée 1,5 litre environ (1 litre au minimum « si possible » le premier mois) d'eau par jour, petite gorgée par petite gorgée en évitant les boissons trop chaudes ou trop froides.

Il faut éviter :

– les boissons ou aliments très sucrés pris isolément (en particulier pour le bypass, risque de *dumping syndrome*, sensation de malaise qui peut être sévère) ;

– prévoir la composition des repas pour ne pas risquer d'en sauter un ou d'en négliger la qualité ;
– ne pas s'allonger immédiatement après un repas (attendre au moins une heure) et opter pour une position assise ou semi-assise en attendant.

Et favoriser une reprise de l'activité physique très progressive et régulière, adaptée à vos capacités : essayer de marcher 10-15 minutes chaque jour, une à deux fois par jour, puis augmenter progressivement.

Le rôle fondamental de l'insuline

Nous avons parlé d'insuline et de glycémie. Il faut savoir que l'insuline est l'une des hormones majeures du corps humain. Elle est sécrétée et fabriquée par le pancréas, organe intimement lié à l'estomac par des ligaments, des vaisseaux sanguins et l'alimentation. Cette insuline régule et détermine énormément de choses dans notre corps. Elle a un effet important sur la gestion des sucres, des graisses et des protéines en favorisant l'absorption des sucres présents dans le sang par les cellules de la graisse, du foie et des muscles squelettiques. C'est-à-dire qu'elle favorise la mise en réserve et donc la prise de poids.

Le sucre ainsi absorbé par ces tissus est converti en glycogène et/ou en triglycérides, dans le cas du foie. Ainsi, la libération de sucre par le foie dans le sang est très fortement limitée par un taux sanguin élevé en insuline. Cette hormone joue ainsi, avec d'autres hormones comme le glucagon, un rôle majeur dans la régulation des substrats énergétiques.

Dans le couple que forment l'insuline et le glucagon, l'insuline a le rôle principal chez les mammifères : son absence est fatale dans un délai de quelques mois. Chez d'autres espèces, en particulier chez les oiseaux, c'est l'inverse : le glucagon est l'hormone principale.

Globalement, l'action de l'insuline est souvent résumée à son effet hypoglycémiant (baisse du taux de sucre dans le sang). Il est probablement plus juste de dire que l'insuline est sécrétée en fonction de l'état nutritionnel et de l'activité physique. Après les repas, sous l'influence de l'élévation de la glycémie (la concentration de glucose dans le sang), ainsi que sous l'influence directe de la présence des aliments dans le tube digestif, la sécrétion d'insuline est stimulée, ce qui permet le stockage du sucre, produit final de la digestion des aliments sucrés. D'une manière générale, l'insuline sanguine contribue à stimuler le développement des cellules, ce qui en fait une hormone anabolisante. Au contraire, une faible concentration en insuline dans le sang favorise le catabolisme, c'est-à-dire la dégradation des nutriments, et, d'une certaine manière, participe à l'amaigrissement.

Comme vous le voyez sur le graphique établi avec l'équipe et le Dr Marie-Christine Boutron-Ruault, un repas trop important avec une période intermittente longue, comme une alimentation en trois repas par jour espacés, dont l'un est de plus grande quantité, est relié à des pics de sécrétion d'insuline beaucoup plus élevés qu'une alimentation avec des collations régulières, et entraîne une prise de poids beaucoup plus forte pour une même quantité d'aliment mangée, avec une même valeur de calories. C'est pour cette raison que nous proposons à nos patients une alimentation en cinq repas par jour.

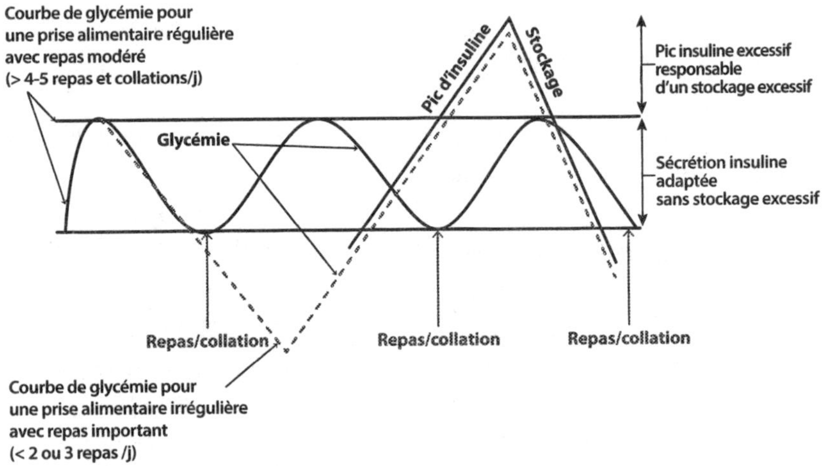

Pourquoi ne faut-il pas sauter de repas ?

Courbes de glycémie (taux de sucre dans le sang) selon les repas. Courbe en pointillé : glycémie en cas de repas ou collation sautés. Courbe noire : glycémie avec collations inter-repas.

Lorsque l'on est atteint de la maladie obésité, répétons-le, il est dangereux de faire un jeûne, dangereux de sauter les repas et de faire un régime. Ces comportements, pourtant souvent conseillés, aggravent la situation et le dérèglement hormonal, en partie responsable de la maladie. Faire un régime, c'est faire grossir davantage, sur le moyen terme.

— 5 —

L'industrie agroalimentaire : un véritable coupable !

Pourquoi les industriels ne sont pas en phase avec le bien-manger ?

Du côté de l'industrie agroalimentaire, pourrait-on imaginer que les frontières bougent un peu ? On peut en douter lorsque l'on apprend, d'après une étude de l'Agence de sécurité sanitaire, que le sucre est omniprésent dans les produits transformés, y compris là où on ne l'attendrait pas forcément, comme dans les plats salés, les pizzas, les conserves ou même les saucissons[1]. L'Agence a passé en revue la liste des ingrédients de près de 40 000 produits présents sur le marché.

Comment expliquer que les industriels ne jouent pas, à ce point, le jeu du bien-manger ? On le sait, le sucre donne du goût et rend les consommateurs dépendants. Nicolas Bouzou explique aussi que le sucre n'est pas cher et qu'ajouter cet élément permet de réduire les coûts. Selon

1. Frédéric Mouchon, « Pizzas, sauces, charcuteries… Le sucre se cache partout », *Le Parisien*, 19 mars 2024.

cet économiste, il n'y a pas que la composition des aliments industriels qui est à revoir, il y a aussi les appellations. « Lorsque j'observe que l'on ajoute sur les jus de fruits, les confitures ou les compotes, "sans sucre ajouté", on donne le sentiment que la teneur en sucre est faible, ce qui n'est pas toujours le cas. »

Il ne faut pas mettre de côté la contrainte économique. Pour certaines personnes qui ont le désir d'avoir une alimentation équilibrée, l'inflation peut être un frein sérieux. Lorsque l'on observe les marges des produits en supermarché, elles sont beaucoup plus importantes sur les fruits et les légumes que sur les produits transformés. C'est assez terrible de penser qu'un paquet de chips est moins cher que des tomates. Mais, pour le moment, c'est encore Bercy qui traite avec les distributeurs et pas le ministère de la Santé. Cela fait partie des sujets transversaux que l'État français a du mal à traiter. « Néanmoins, je reste optimiste. Les gens sont de plus en plus informés. Notamment avec l'utilisation bien comprise des Nutri-Score. Je suis certain qu'à l'avenir, le bien-manger sera un enjeu des grandes firmes agroalimentaires », explique l'économiste.

Le sel, le sucre et les édulcorants

Pourquoi les industriels ne proposent pas une nourriture saine ? Parce que le sel et le sucre donnent du goût et du plaisir lorsque l'on en consomme. Plus les aliments en contiennent et plus les chiffres de vente augmentent. Sur le continent américain, les industriels ont augmenté progressivement le sucre dans les produits, pour que les gens puissent s'y habituer et en soient encore plus dépendants. Certains sodas vendus en France, sous les mêmes marques, sont beaucoup plus sucrés outre-Atlantique, à tel point que quand nous y sommes confrontés, nous avons du mal à les consommer tant ils sont écœurants et « trop sucrés ». En Europe, les industries évoquées n'ont pas encore travaillé « l'inflation » de sucre pour vendre plus, ce qui explique le décalage.

On n'alertera jamais assez également sur les dangers du sucre. La maladie du soda se développe, c'est même aujourd'hui la première cause du cancer du foie et de la cirrhose, alors qu'il y a quinze ans la médaille d'or était attribuée à la consommation d'alcool qui n'a d'ailleurs pas tellement diminué. Mais il faut savoir que les édulcorants sont pires et probablement plus dangereux que les sucres. À tel point que, depuis 2022, ces produits sont interdits en Europe dans les aliments destinés aux enfants de moins de 4 ans. En effet, leur pouvoir addictogène est bien supérieur à celui du sucre. En cas de surconsommation, ils sont aussi très probablement responsables de dérèglements, au moins d'ordre endocrinologique, qui peuvent expliquer la relation entre l'augmentation du diabète, de l'obésité et même de certains cancers comme celui du pancréas dans les populations exposées. Il a été également montré que ces édulcorants dits intenses étaient susceptibles de modifier profondément le microbiote intestinal.

Je trouve l'enjeu des édulcorants majeur. Cela fait quarante ans que l'on nous vend un « 0 % de sucre » prétendument sain, alors que le goût sucré, sans sucre, est probablement plus dangereux que le vrai sucre. Notre corps est entraîné depuis des millions d'années à gérer les sucres, et au moins pour cette raison, il vaut mieux du vrai sucre que du faux.

Quant au sel, sa diminution dans l'alimentation, avec la généralisation des réfrigérateurs et la fin de la conservation par salaison (on se souvient tous d'avoir étudié la gabelle à l'école, l'impôt sur le sel, si essentiel à l'époque), a coïncidé avec l'allongement de l'espérance de vie et la réduction de certains cancers, notamment de l'estomac. Le sel est un véritable fléau car il se trouve directement relié aux maladies cardiovasculaires, à l'altération dentaire et au diabète. En effet, une grande équipe de recherche lilloise dirigée par le professeur François Pattou, que j'aime beaucoup, a mis en évidence une relation entre le taux de sucre plus élevé dans le sang quand on associe du sel au produit sucré. Il faut aussi rappeler l'alerte de l'OMS sur l'augmentation de la consommation de sel qui serait au moins aussi alarmante que celle du sucre. Le sel est donc très utilisé par l'industrie agroalimentaire, car, de la même manière que le sucre, il fonctionne comme une véritable drogue. C'est aussi un élément qui permet de conserver les aliments plus longtemps, comme on vient de l'évoquer. Les aliments transformés sont beaucoup plus salés, pour ces raisons de plus grande « conservabilité ». Prenons l'exemple de la baguette de supermarché ou industrielle, qui contient au moins deux à trois fois plus de sel que celle fabriquée par un boulanger. J'ai bien conscience que, pour certaines familles, les prix peuvent être un frein, mais il faut garder à l'idée qu'il vaut mieux, dans l'immense majorité des cas, privilégier la qualité à la quantité. En particulier pour les patients opérés d'une sleeve ou d'un bypass qui doivent manger en petite quantité. Quant aux plats préparés industriels, il revient moins cher de cuisiner soi-même que d'en consommer.

Soyons vigilants et courageux. J'appelle nos tutelles française et européenne à mettre en place des normes, voire des taxes, sur ces pratiques industrielles des produits transformés. Pourquoi ne pas taxer tous ces aliments pleins d'édulcorants, perturbateurs endocriniens, sucres, sels et graisses ajoutés ? Pourquoi ne pas taxer les profiteurs qui mettent en danger la santé des acheteurs ? Alors qu'il n'y a pas de tabous pour taxer les carburants.

J'incite les pouvoirs publics à mettre en place cette taxe qui permettrait *in fine* de financer le projet de lutte contre l'obésité.

Troisième partie

Comment faire reculer cette maladie ?

— 1 —

Prévention de l'obésité

Commençons par rappeler la définition de la prévention. Il s'agit de l'ensemble des moyens médicaux et sociaux destinés à éviter l'apparition d'une maladie ou à diminuer ses conséquences. Parler de prévention en obésité, c'est donc bien reconnaître que nous sommes face à une maladie. Pourtant, lorsque l'on parle de prévention dans ce domaine, on entend toujours la même rengaine : faire attention, contrôler ses envies, la qualité des aliments, « mieux éduquer » les patients considérés comme stupides et sans volonté, faire plus d'activités physiques et tout se résoudra ! Encore une fois, ce sont de fausses croyances, des croyances méprisantes, qui ne servent qu'à blesser ceux qui souffrent. Cette maladie obésité est malheureusement beaucoup plus complexe, et ces injonctions ne concernent, finalement, que les facteurs aggravants de la maladie et non les causes.

Parler de la prévention, selon l'OMS, en 1948, c'est considérer « l'ensemble des mesures visant à éviter ou réduire le nombre et la gravité des maladies, des accidents et des handicaps ».

On distingue généralement trois niveaux de prévention.

La prévention primaire est l'ensemble des actes visant à diminuer l'incidence d'une maladie dans une population et, donc, à réduire, autant que faire se peut, les risques d'apparition de nouveaux cas. À ce stade de la prévention sont, par conséquent, pris en compte les conduites individuelles à risque comme les risques en termes environnementaux ou sociétaux.

La prévention secondaire : il s'agit de diminuer la prévalence d'une maladie dans une population. Ce stade recouvre les actes destinés à agir au tout début de l'apparition du trouble ou de la pathologie afin de s'opposer à son évolution ou encore à faire disparaître les facteurs de risque.

La prévention tertiaire intervient à un stade où il importe de diminuer la prévalence des incapacités chroniques ou des récidives dans une population et de réduire les complications, invalidités ou rechutes consécutives à la maladie.

Qu'en est-il de chaque type de prévention pour notre maladie obésité ?

La prévention primaire et le dépistage

La prévention de l'obésité, telle qu'on l'entend habituellement, est essentielle à la prise en charge des malades. Il s'agit d'abord de faire une prévention universelle, c'est-à-dire à large échelle, qui concerne la population dans son ensemble. Il faut avant tout éviter les facteurs aggravants que l'on a bien détaillés précédemment par modification des comportements individuels et collectifs. Les enjeux sont immenses car cela implique une action sur l'offre alimentaire globale (personnelle et industrielle), la lutte contre la sédentarité, la prise en charge des traumas psychiques, un travail d'équilibre global du corps avec le sommeil, la respiration, ainsi que la lutte contre les discriminations sociétales.

Malheureusement ces enjeux de prévention primaire stricts sont de l'ordre de l'économie mondiale et sont très difficiles à atteindre et contrôler.

Pour preuve, l'ambitieux Programme national nutrition santé (PNNS), lancé il y a plus de vingt ans, qui comportait comme axe premier la prévention de l'obésité, est un échec. En effet, depuis 2001, quatre PNNS se sont succédé sans répercussions sur l'incidence de la maladie obésité. Depuis le 27 juillet 2010, le PNNS est inscrit dans le Code de la santé publique (article L. 3231-1, créé par la loi n° 2010-874 du 27 juillet 2010). Selon la loi, le programme est élaboré tous les cinq ans et définit les objectifs de la politique nutritionnelle du gouvernement. Le Plan Obésité vient complémenter ce PNNS. Un des axes stratégiques prioritaires de la politique de santé est de faciliter, en premier lieu, une prise en charge adaptée par le médecin traitant. Soyons réaliste, on ne peut pas dire que les progrès de prise en charge aient été stupéfiants : on constate, au contraire, une augmentation de l'incidence de la maladie dans toutes les tranches d'âge et notamment chez les enfants.

L'urgence en prévention est de faire une grande campagne de dépistage de la maladie obésité au même niveau que les autres maladies chroniques, comme le diabète ou les cancers.

J'insiste bien sur le fait que, lorsque je parle de dépistage, il ne s'agit en aucun cas de stigmatisation. Si nous parvenons à dépister et à prendre en charge plus rapidement les personnes en situation d'obésité, nous pourrons prolonger leur espérance de vie.

On peut s'étonner qu'il existe une journée mondiale de l'obésité mais qu'aucune campagne de dépistage ne soit organisée par les pouvoirs publics, ni dans les écoles ni dans l'espace public.

Or, il existe un outil extrêmement efficace et gratuit qui peut aider à ce dépistage. Il s'agit de l'indice de masse corporelle (IMC), dont je vous ai déjà parlé, et qui se calcule en divisant le poids d'une personne par sa taille au carré.

Il faut inciter les gens à procéder eux-mêmes à leur dépistage en procédant à ce calcul simple et à agir ensuite en fonction du résultat. Une personne avec un indice situé entre 25 et 30 est en surpoids. On parle d'obésité pour un indice de masse corporelle égal ou supérieur à 30. Dès 35 kg/m^2 d'IMC, il faut que la personne prenne conscience qu'elle est en danger et qu'une consultation dans une équipe spécialisée s'impose.

Je m'inquiète d'entendre souvent des gens dire : « OK, je suis un peu "gros", mais sinon, je suis en bonne santé. » C'est un leurre. De nombreuses pathologies sont associées à l'obésité. Non pris en charge, le patient est en danger. Notons que si le chiffre de 35 est une véritable alerte, une personne qui a un IMC de 30, avec des comorbidités comme du diabète ou de l'hypertension, doit absolument être prise en charge. Il est à noter que plus l'IMC augmente, plus la personne est en danger : à 40, 50 d'IMC, il faut impérativement que les personnes soient prises en charge rapidement. Il est primordial d'éviter tout discours culpabilisant qui ferait du patient le seul responsable de son surpoids, le conduirait à se détourner définitivement de tout traitement, et l'isolerait encore davantage avec sa maladie.

Ne pas alerter les personnes avec un IMC supérieur à 35 kg/m^2, c'est une non-assistance à personne en danger.

J'ai tout à fait conscience qu'il n'est pas simple d'aborder le sujet du poids, tellement il est stigmatisant. Je raconte souvent cette anecdote : une infirmière, qui travaillait dans mon équipe et prenait en charge des patients souffrant d'obésité pour le bilan médical comme pour la chirurgie, était, elle-même, en situation de grande obésité. Un jour, j'ai évoqué cette situation avec elle et lui ai proposé de l'aide. Sa réaction a été très violente, considérant que je n'étais pas légitime et qu'il s'agissait de sa vie privée. Cette réaction m'a beaucoup perturbé. J'avais agi en toute bienveillance, mais j'avais blessé cette femme. Six mois plus tard, c'est elle qui est revenue me voir. Elle a pris rendez-vous à la consultation obésité. J'avais déposé la graine et elle avait pris. Je suis très heureux pour elle. Le résultat de l'opération a été remarquable. Depuis, sa vie s'est complètement transformée, elle s'est mariée et a eu deux enfants, sans parler des perspectives qui s'offrent à elle avec une espérance de vie augmentée.

Pour dépister et prendre en charge les patients, ce sont les médecins traitants qui sont les plus à même d'accompagner dans ce diagnostic obésité. Ils reçoivent deux types de patients.

– Ceux qui savent qu'ils ont un problème de poids et ont pris conscience du danger. Il faut les orienter rapidement dans des parcours obésité.

– Ceux qui n'ont pas encore conscience d'être malades et avec lesquels il faut être très pédagogue pour faire passer le message de prévention.

Si les généralistes sont en première ligne dans ce processus de dépistage, le succès des stratégies préventives contre l'obésité dépend aussi de l'implication d'un maximum d'acteurs. L'ensemble des professionnels de santé peut faire ce travail, comme les infirmiers ou les kinésithérapeutes, qui connaissent très bien leur patientèle. Il y aurait aussi le personnel politique, le cadre scolaire, les parents et les acteurs de la société civile. Tous sont susceptibles d'approcher ces personnes à risque élevé de prise de poids et de leur venir en aide.

Seuils de corpulence définis par l'OMS.

IMC (kg/m^2)	Statut
< 18,5	maigreur
18,5-24,9	poids normal
25-29,9	surpoids
30-34,9	obésité modérée ou classe I
35-39,9	obésité sévère ou classe II
≥ 40	obésité massive ou classe III

Adolphe Quetelet,
mathématicien belge inventeur de l'IMC

L'indice de masse corporelle a été inventé au XIXe siècle par Adolphe Quetelet, un mathématicien belge. Cet indice, un temps tombé dans l'oubli, a été à nouveau utilisé dans les années 1950-1960 par des compagnies d'assurances nord-américaines. Il permettait d'évaluer le niveau à partir duquel on observe une augmentation importante de la morbidité ou de la mortalité. C'était une façon de pouvoir faire payer plus cher les personnes en surpoids. Cet outil a fait son chemin. Il n'est pas parfait, mauvais à titre individuel, mais très instructif pour le dépistage de masse, même s'il dépend bien sûr du sexe, de l'hydratation, de la masse grasse, de la classe d'âge. Il faut apprendre à le modérer.

Notons par exemple que l'IMC peut être faussé dans des cas particuliers :

– Les sportifs de haut niveau : l'IMC peut s'avérer être supérieur à 30 kg/m^2, en raison non d'une inflation de la masse grasse, mais de celle de la masse musculaire.

– Le sujet âgé : à poids égal, le sujet âgé a plus de masse grasse et moins de masse maigre.

– Les populations asiatiques ont plus de masse grasse que les populations caucasiennes pour un même IMC.

– Le patient avec des œdèmes : l'IMC peut s'avérer être supérieur à 30 kg/m^2, en raison non d'une inflation de la masse grasse, mais de celle d'un excès de liquide interstitiel.

– Celui d'une femme enceinte peut être aussi élevé sans qu'il y ait obésité.

Pour les enfants, la définition du surpoids et de l'obésité tient compte de l'âge avec des courbes de croissance.

Pour les enfants de moins de 5 ans :

– Le surpoids est un poids par rapport à la taille supérieur à deux écarts-types au-dessus de la médiane des normes de croissance de l'enfant de l'OMS.

– L'obésité est un poids par rapport à la taille supérieur à 3 écarts-types au-dessus de la médiane des normes de croissance de l'enfant de l'OMS.

Pour les enfants âgés de 5 à 19 ans, le surpoids et l'obésité se définissent comme suit :

– Le surpoids est un IMC pour l'âge supérieur à 1 écart-type au-dessus de la médiane de la norme de croissance de l'OMS.

– L'obésité est un IMC pour l'âge supérieur à 2 écarts-types au-dessus de la médiane de la norme de croissance de l'OMS.

Notons que le poids est très important dans la thérapeutique. Souvent, il n'est pas suffisamment pris en compte dans le monde médical. C'est pourtant un facteur très important dans le soin que l'on prodigue à un patient. Les médecins eux-mêmes ont tendance à ne pas assez l'utiliser. Prenons l'exemple du traitement d'un cancer, la dose de chimiothérapie est relative au poids et, malheureusement, cette mesure de base n'est pas faite régulièrement, y compris dans des services de cancérologie. Ce qui peut mettre en danger le patient, comme vous l'imaginez. Répétons-le : quand on mesure le poids, il ne s'agit pas de stigmatiser les patients, mais de faire de la prévention et de les soigner de la façon la plus efficace.

Prévention secondaire

Une fois que les malades ont été dépistés, il s'agit de les soigner et de les traiter. Pour cela, il faut leur faciliter l'accès à l'information et aux traitements existants. Il est indispensable de pouvoir former le personnel soignant pour qu'il puisse les orienter au mieux. Je pense, en premier lieu, aux généralistes ainsi qu'à tous les autres professionnels de santé susceptibles de pouvoir alerter les patients sur leur maladie. Pour que cette prévention ciblée soit efficace, elle doit être informative et éducative. Il est donc capital que tous les personnels de santé soient véritablement formés et ne se contentent pas de proposer des régimes restrictifs qui ne fonctionnent pas à long terme.

En 2013, pour la première fois, la question de l'obésité a été mise au programme de l'internat de médecine. Mais on ne le dira jamais assez : ce n'est pas suffisant. Moins vite on dépiste et moins on soigne les malades, plus la maladie se transmet. Et c'est bien en traitant plus de patients atteints d'obésité que l'on va pouvoir ralentir la transmission de cette pathologie chronique.

Il faut être concret avec les patients, pouvoir leur proposer des actions thérapeutiques qui vont permettre des changements individuels et durables du mode de vie, du point de vue des facteurs aggravants de la maladie, c'est-à-dire de l'alimentation, de l'activité physique, de la sédentarité, du sommeil, des rythmes de vie, des loisirs et ne pas avoir peur de les orienter vers la chirurgie dans les cas les plus graves.

Prévention tertiaire

Il s'agit de traiter les complications de la maladie. D'éviter que le diabète ou l'arthrose ne détériorent encore davantage la santé du patient.

On peut, une nouvelle fois, évoquer toute la stigmatisation qui entoure l'obésité et qui enfonce encore plus les personnes en situation d'obésité dans la maladie. Mais il faut veiller à la santé des patients qui ont été opérés. Les complications chirurgicales sont rares mais elles existent, et il est important d'apprendre à les traiter. Il est également fondamental, surtout dans le cas des opérations, de surveiller les carences en vitamines et même éventuellement une malnutrition. Bénéficier d'un traitement chirurgical, c'est se faire suivre chaque année et toute sa vie.

— 2 —

Les nouveaux traitements, de nouveaux espoirs ?

Chercher des traitements contre l'obésité n'est pas une nouveauté. À l'époque antique, on avait déjà repéré que les personnes de forte corpulence étaient plus en danger que les autres et l'on parlait de « colosses aux pieds d'argile ».

Plus récemment, dans les années 1990, on se souvient du scandale du Mediator. Ce coupe-faim dangereux pour la santé des patients a heureusement été retiré du marché.

Ces dernières années, une nouvelle molécule est proposée aux malades souffrant d'obésité en France. Elle permettrait de réguler la faim, en envoyant des messages de satiété au cerveau. Cette gamme de médicaments a été développée par deux firmes pharmaceutiques, l'une américaine, pour la marque Lilly, et l'autre danoise, pour la marque Novo Nordisk. Ils sont analogues aux hormones GLP1. Ces analogues d'hormones naturelles produits par des levures étaient déjà utilisés et remboursés pour contrôler le taux de sucre dans le sang des diabétiques de type 2. Il a été observé que ces patients perdaient du poids, notamment en stoppant les mécanismes de la faim.

C'est une révolution, pour nous médecins de l'obésité, car jusqu'à ces dernières années nous n'avions aucun médicament efficace disponible sur le marché. Ces médicaments fonctionnent très bien, entraînant des pertes de poids et la correction de pathologies associées, comme les maladies cardiovasculaires. Mais, comme toujours, on essaie d'opposer médecine et chirurgie, ce qui est une grave erreur : même les meilleures molécules utilisées ne sont pas comparables au traitement chirurgical. Elles ont une efficacité moindre par rapport à ce dernier. De plus, en cas d'arrêt du médicament, le patient reprend tous les kilos perdus rapidement (cf. graphique sur la prise du sémaglutide). Il s'agit donc d'un traitement qu'il faudrait prendre à vie avec des enjeux économiques majeurs devant l'importance de l'incidence de la maladie. Ces médicaments sont, pour le moment, uniquement disponibles par injection, mais des formes en comprimé sont en cours de développement, ce qui facilitera leur diffusion. Le problème du coût reste donc considérable pour le système de santé.

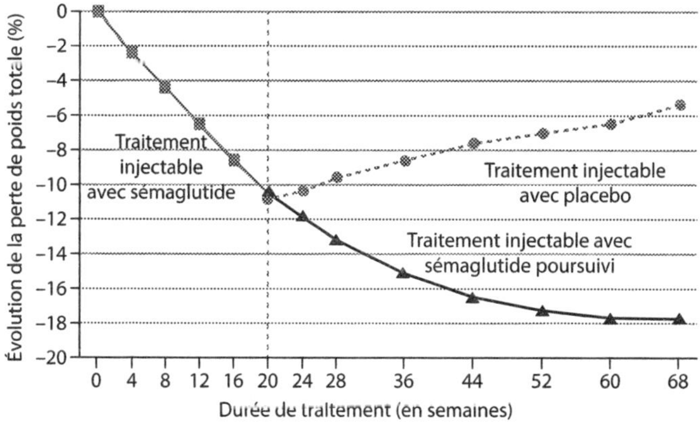

Graphique comparant la perte de poids chez des malades traités par médicament injectable (analogue GlP1-sémaglutide), puis arrêt du médicament dans un groupe. Il met en évidence que, dès que l'on arrête le médicament, le poids remonte immédiatement de façon progressive.

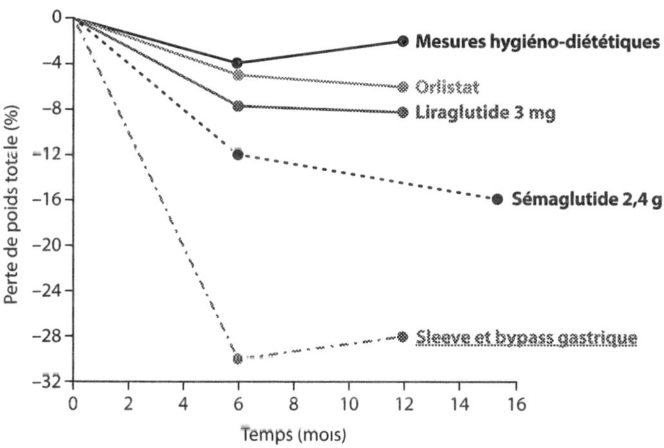

Graphique comparant les principaux médicaments utilisés contre l'obésité en fonction de la perte de poids. On constate la grande supériorité de la perte de poids avec les techniques chirurgicales par rapport à toutes les autres méthodes.

Que penser de ces médicaments, en dehors des problèmes de coût ?

Nous avons suffisamment de recul sur ces traitements largement utilisés pour les patients diabétiques depuis plus de dix ans. Effectivement, ce traitement fonctionne, mais au prix d'effets secondaires, comme tout médicament, tels que des troubles digestifs avec nausées, vomissements, des complications biliaires, c'est-à-dire parfois des pancréatites ou l'obligation d'enlever la vésicule biliaire, et une augmentation du risque de cancer de la thyroïde. Une alerte de l'Agence du médicament européen évoque d'ailleurs une augmentation du taux de suicide dans le groupe traité. Néanmoins, ces effets secondaires sont rares, ce qui rend le bénéfice-risque du traitement globalement acceptable dans la mesure où l'on évite de le proposer aux personnes à sur-risques et que l'on prévient les patients.

Mais nous avons un manque de recul à long terme. Les deux premières années d'un traitement d'une maladie chronique comme l'obésité constituent une sorte de « lune de miel ». Ensuite, souvent, des mécanismes de résistance se mettent en place. Il est donc très possible que le traitement médical présenté soit moins efficace avec le temps, comme nous l'observons parfois avec la chirurgie, avec des reprises de poids incontrôlables. À l'instar de tout traitement qui fait perdre du poids de façon importante, que ce soient ces nouveaux traitements ou les opérations de l'obésité, les patients doivent être suivis de façon régulière pour éviter toutes carences. Pour résumer, je crois qu'on ferait fausse route en essayant d'opposer la chirurgie et ces traitements. La chirurgie comme la médecine n'ont qu'un seul objectif, le bien commun et la santé des patients. Les armes sont simplement différentes et complémentaires. L'important est de pouvoir utiliser toutes les possibilités pour permettre aux patients d'aller mieux.

Je pense néanmoins que ces médicaments ne sont pas une alternative à la chirurgie de l'obésité, dans le cadre des indications recommandées actuellement. C'est-à-dire que si vous avez eu ou avez un IMC supérieur à 40, il ne faut pas perdre de temps et aller vers le traitement le plus efficace, c'est-à-dire la chirurgie. En revanche, dans des formes de la maladie moins avancées, moins dangereuses, le médicament a une place très intéressante. Cela peut constituer un traitement pour les personnes qui ont un IMC à 30 ; parce que, malheureusement aujourd'hui, pour ces patients-là, nous n'avons pas d'autre solution à proposer, hormis les conseils comportementaux très peu efficaces ou des méthodes plus invasives comme le ballon intragastrique ou l'endoscopie chirurgicale, tous les deux non remboursés en France.

Prendre un médicament peut faire moins peur qu'une opération chirurgicale, mais ce médicament ne joue que sur « une seule case » métabolique. On l'a vu, le corps fonctionne en harmonie avec de nombreuses cascades métaboliques. La chirurgie a le mérite de sa « grossièreté », c'est-à-dire qu'elle va effectuer un véritable tsunami sur toute la physiopathologie de la maladie, entraînant des répercussions en cascade d'ordre hormonal, sur les bactéries, l'acidité, la mécanique et la taille du bol alimentaire, d'ordre chimique, sur l'absorption des aliments… C'est une sorte de remise à zéro dans tous les domaines.

Un autre axe d'utilisation me paraît évident : les situations de reprise de poids après une première chirurgie bien faite et bien suivie (en dehors de l'anneau gastrique). Le médicament permet de retarder ou d'éviter une seconde intervention chirurgicale qui souvent fonctionne moins bien, peut être trop dangereuse techniquement ou avec des risques nutritionnels importants pour un patient âgé par exemple.

Ce traitement médical pourrait aussi être utilisé dans le cas d'une obésité très importante sans retarder le traitement chirurgical. Cela permettrait de faire maigrir un peu le patient, ce qui peut simplifier l'acte chirurgical.

Les traitements médicamenteux aux États-Unis

Aux États-Unis, l'obésité n'est pas non plus reconnue comme une maladie chronique et l'épidémie d'obésité ne cesse de progresser. Les adolescents se sentent stigmatisés et incompris. Ils souffrent très jeunes de diabète de type 2, d'augmentation du reflux, de problèmes de foie (y compris chez les enfants obèses), d'apnée du sommeil. Depuis quelques années, on leur propose un traitement médicamenteux.

Ces nouveaux traitements antidiabétiques, analogues du GLP-1, sont une révolution thérapeutique, car ils ouvrent un accès très large à une première étape de soins, et ne s'opposent pas à la chirurgie : ils sont complémentaires. Mais leur avènement pose encore plusieurs questions :

– Ils sont très chers, autour de 1 000 dollars par mois, et la plupart du temps les assurances santé ne les remboursent pas.
– Ils doivent être pris à vie (il y a un gros risque de rebond de poids en cas d'arrêt).
– Il faudrait un accompagnement pluridisciplinaire, on ne peut pas se contenter de donner à des enfants un médicament sans les soutenir dans leur perte de poids.

Encore une fois, l'erreur est d'opposer médicament et chirurgie, d'autant plus que les médicaments, toujours plus faciles d'accès pour les patients, vont permettre de toucher un plus large public souffrant de la maladie, ce qui va élargir la prise de conscience de la présence de la maladie en tant que telle. Il sera alors plus facile, au moins psychologiquement, d'aller vers un traitement chirurgical plus efficace mais encore considéré comme agressif.

— 3 —

Les chirurgies de l'obésité

État des lieux

Le nombre d'opérations de l'obésité, même en France – nous restons un des pays européens les plus actifs – est tout de même dramatiquement bas par rapport aux besoins.

Aujourd'hui, en France, on opère seulement 4 % des patients en obésité morbide (IMC supérieur à 40 kg/m^2), c'est-à-dire une indication formelle selon la Haute Autorité de santé (HAS) de prise en charge chirurgicale. 96 % des personnes en situation d'obésité sont donc laissées seules avec leur maladie, alors qu'elles sont en danger de mort. Pourquoi un tel constat ? Sans doute le manque d'informations et de dépistage, la peur des patients et des soignants de s'orienter vers la chirurgie, trop de rigidités administratives, l'ignorance, la grossophobie.

En effet, il existe un dénigrement du traitement chirurgical : on entend parler de « solution de facilité », de « technique délabrante ou mutilante ». Combien de fois nos patients nous ont rapporté de telles paroles : « Mais tu ne te rends pas compte, tu risques de mourir, aie un peu de volonté. » Tout cela est faux et stigmatise la chirurgie qui, pourtant, sauve la vie des patients. Le risque de mortalité d'une opération de l'obésité est équivalent à la cholécystectomie – la chirurgie de la vésicule. Dit-on à quelqu'un qui doit se faire opérer de la vésicule : « Mais tu ne te rends pas compte que tu risques de mourir ? »

Jusqu'en 2018, le nombre d'opérations a progressé avec un point culminant autour de 60 000 opérations par an. C'est à partir de 2002 qu'une demande d'entente préalable a été exigée par l'assurance maladie. Le chirurgien doit envoyer cette entente pour une prise en charge financière de l'acte chirurgical à l'organisme de financement. Ces demandes, à l'époque encore sur papier, étaient pour leur grande majorité peu contrôlées.

Depuis 2018, cette entente préalable a été informatisée dans une volonté de réguler cette activité considérée comme galopante. Pour chaque patient, nous devons, à présent, remplir de nombreuses cases, selon des points bien précis, pour soumettre la recevabilité de l'opération à un médecin-conseil de la Sécurité sociale (non spécialiste de la pathologie). On peut s'en étonner, puisque ce n'est pas le cas dans la très grande majorité des pathologies chirurgicales, comme le cancer. Seules certaines chirurgies reconstructrices et l'obésité y sont soumises. Ces contrôles administratifs impliquent parfois des refus incompréhensibles.

Rappelons-le, la maladie obésité est un facteur de risque de mortalité et de nombreuses pathologies associées. La chirurgie de l'obésité sauve la vie de cette population (environ 40-60 % de réduction du risque de mourir). Ces contraintes sont clairement stigmatisantes pour le patient, pour la chirurgie et pour le chirurgien.

La conséquence directe de ces ententes préalables a été une baisse brutale du nombre de procédures, passant d'environ 60 000 en 2018 à environ 34 000 opérations par an en 2023. Il faut associer aussi la période du covid et l'avènement des nouveaux médicaments injectables qui ont participé à cette baisse déjà visible en 2019. Mais la communauté chirurgicale, par la voix de sa société savante (la SOFFCO-mm), a pu permettre de tempérer cette situation stigmatisante. En effet, ces ententes préalables doivent être supprimées cette année dans les centres accrédités. Les agences régionales de santé (ARS) doivent mettre en place un système de labellisation et d'accréditation des hôpitaux. Gageons que cette labellisation permette d'élever le niveau de qualité des services de traitement de l'obésité et offre une meilleure prise en charge aux patients.

J'entends parfois dire qu'il y a trop d'opérations de chirurgie de l'obésité en France, en comparaison avec le Royaume-Uni, par exemple. Mais il faut comparer ce qui peut l'être. Chez nous, les opérations sont remboursées et les chirurgiens ainsi que toute la prise en charge sont beaucoup plus avancés. La maladie obésité est donc largement mieux traitée en France alors que ce n'est pas le cas dans certains pays voisins. Je prendrais même le risque de relier cette meilleure prise en charge de la maladie à l'impact moindre de la mortalité durant le covid-19 en France, par rapport aux autres pays européens, notamment l'Angleterre, où la chirurgie et le traitement de l'obésité sont moins développés. En effet, en 2016, on comptait dix fois moins de chirurgie de l'obésité en Angleterre qu'en France alors que le taux d'obèses y est deux fois plus important. Donc cette population moins bien traitée peut expliquer la différence, la maladie obésité étant un facteur de risque prouvé des formes graves et sévères du covid.

On peut aussi regretter que beaucoup de professionnels de santé soient encore trop réticents à conseiller des opérations à des patients en situation d'obésité sévère et morbide. Disons-le clairement : pourquoi avoir peur d'un traitement qui sauve la vie ? Pourquoi parler de dernier recours alors que cela fonctionne tellement mieux que tous les autres traitements ? Je défends l'idée qu'il faut inciter à la prise en charge chirurgicale des patients atteints des formes sévères et massives. Il y a urgence à opérer davantage mais avec une préparation et un suivi adaptés, ce qui nécessite des moyens supplémentaires.

Les chirurgies de l'obésité sauvent des vies.

Il est très important de rappeler l'essentiel concernant le traitement chirurgical. Lorsque ce traitement est préparé, bien réalisé, avec les techniques adaptées et lorsque le patient est bien suivi, l'opération chirurgicale va transformer la vie des patients dans tous les domaines. La sleeve, le bypass vont avoir un impact sur leur existence. Non seulement ils seront en meilleure santé, mais leur vie sociale va également s'améliorer.

Les personnes souffrant d'obésité sévère et morbide ont un risque de mourir beaucoup plus important que la population générale. Environ quatre fois plus de risque chez l'obèse morbide sur une période de dix ans. Ne pas se faire prendre en charge est dangereux pour sa santé globale et pour son espérance de vie.

Ces vingt dernières années, la chirurgie a fait la preuve de son efficacité à tous les niveaux, ce qui n'est pas le cas pour toutes les autres thérapeutiques actuelles. Ainsi, plusieurs études scientifiques de très haut niveau ont prouvé qu'en se faisant opérer, une personne en situation d'obésité sévère ou morbide gagnait des années de vie avec, même, une persistance de ce gain malgré une reprise de poids (cf. graphiques ci-dessous).

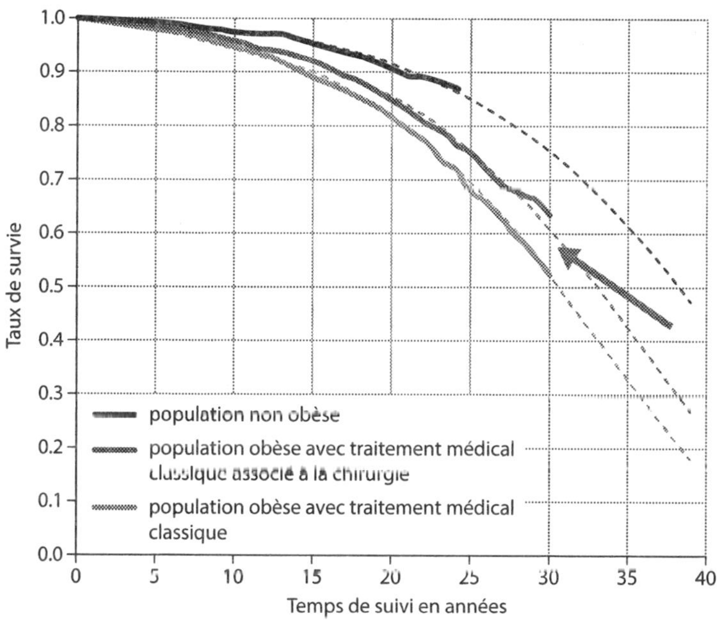

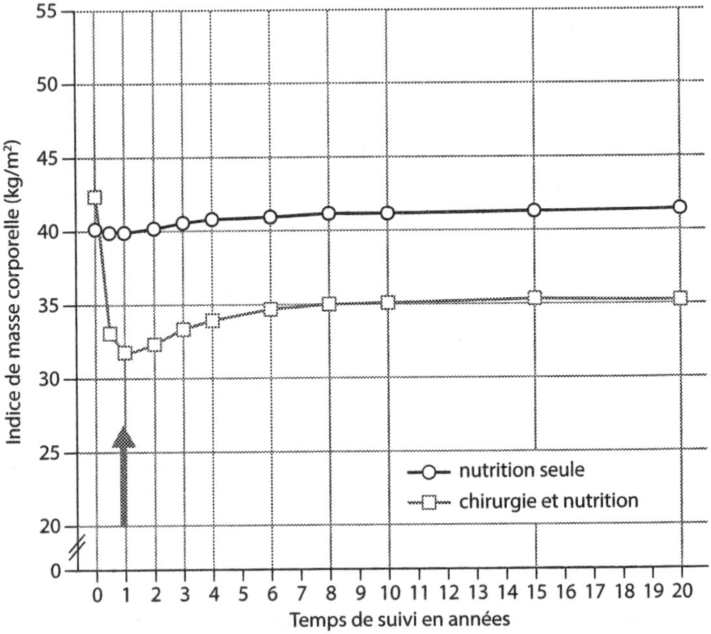

Graphiques tirés d'une publication suédoise dans le prestigieux *New England Medecine Journal*, présentant pour le premier graphique l'espérance de vie en fonction du temps pour trois populations : en noir, des personnes comparables à poids normal ; en gris clair, un groupe comparable mais souffrant d'obésité morbide avec un traitement non chirurgical bien conduit ; en gris foncé, des personnes aussi comparables aux autres groupes, mais avec une obésité morbide traitée chirurgicalement (anneaux, sleeve, bypass). Tous meurent (profitons de chaque instant et de ceux qui nous aiment), mais la mortalité est beaucoup plus forte chez les populations souffrant de la maladie obésité, avec une protection nette dans le groupe opéré. Dans le deuxième graphique, on voit que la population opérée, en gris clair, présente un gain stable, malgré la reprise de poids à deux-trois ans.

Ne pas informer, retarder, ou pire déconseiller, le traitement chirurgical sont pour moi une non-assistance à personne en danger.

Se soigner n'est pas risquer de mourir, mais de vivre mieux et plus longtemps.

La chirurgie de l'obésité a beaucoup progressé depuis sa création. Comme je vous l'ai déjà expliqué, les patients entendent encore souvent ce genre de phrase : « Mais ne te fais pas opérer, tu risques de mourir, c'est dangereux. » Depuis les années 1990 et surtout 2000, c'est totalement faux, car la mortalité des opérations est passée d'environ 2 % à 0,001 %, aujourd'hui. Notamment grâce aux évolutions techniques, à une meilleure prévention des complications comme l'embolie pulmonaire (on prescrit systématiquement à présent des anticoagulants), aux systèmes de drainage interne des abcès ou encore grâce à de meilleurs diagnostics avec l'utilisation des scanners.

Un traitement chirurgical bien accompli sauve la vie des patients, réduisant le taux de mortalité, dans certaines études, à plus de 60 % en sept ans par rapport aux malades non opérés.

Enfin, il faut rappeler que se faire opérer laisse des cicatrices et altère l'anatomie originelle de façon indélébile, avec des conséquences irréversibles plus ou moins importantes. De mon point de vue, aucune technique n'est véritablement réversible (contrairement à ce qui est parfois dit aux patients pour les rassurer). Je dirais que faire quelque chose pour le défaire n'est pas très logique, mais surtout défaire, c'est prendre des risques très importants. Et, sauf situation d'urgence et dangereuse, il ne faut jamais revenir en arrière d'une opération de l'obésité.

La France, berceau de la chirurgie moderne

Les chirurgiens ont toujours eu une vision pragmatique et scientifique de la médecine. À l'époque où les médecins prescrivaient les saignées, les chirurgiens ont été les premiers à alerter sur leur inefficacité (F. Quesnay, *Observations sur l'usage de la saignée*, 1729). La chirurgie moderne et mondiale a même été initiée en France à Paris avec, dès le XIIIe siècle, sur ordonnance royale de Saint Louis, la création de la confrérie de Saint-Côme et Saint-Damien, où une règle chirurgicale était imposée. En 1731, la création par Louis XV de la Société académique royale de chirurgie était une révolution, car elle a permis la différenciation des chirurgiens d'avec les barbiers, faisant de cette profession dès 1743 l'égale de celle des médecins. Déjà, les chirurgiens appliquaient des traitements pragmatiques et efficaces à partir d'analyses scientifiques, ce qui n'était pas le cas des médecins parfaitement dépeints par Molière, sans avoir tout à fait saisi tous les mécanismes biologiques de ces opérations. Par exemple, le traitement des abcès était déjà bien codifié alors que l'on n'imaginait pas encore l'existence des bactéries.

Ne sommes-nous pas dans le même cas ? La chirurgie de l'obésité fonctionne et sauve des vies sans que nous ayons tous les détails de ses mécanismes. Mais puisque nous avons la preuve qu'elle fonctionne, pourquoi ne pas l'utiliser à plus grande échelle ? Car, aujourd'hui encore, le traitement de référence de l'abcès est chirurgical plutôt qu'antibiotique.

Malheureusement, comme nous l'avons évoqué, la prise en charge chirurgicale de la maladie obésité dans le cadre des indications formelles avec remboursements de la Sécurité sociale ne permet actuellement d'opérer que 4 % des patients atteints. 96 % des patients, en danger de mort, ne sont pas traités. Ce constat me choque, me révolte ! Pourquoi notre société scientifique, personnaliste et bienveillante fait en sorte de ne pas diffuser un traitement efficace, qui sauve la vie et qui en plus, au vu de notre système de santé, a une très bonne rentabilité financière.

La prise en charge de l'obésité a débuté dans les années 1950. C'était une époque d'expérimentation, pendant laquelle les opérations étaient encore très complexes.

L'une d'elles consistait à raccorder l'intestin grêle au côlon. Les aliments passaient alors presque directement de l'estomac au côlon en créant des carences majeures, mettant en danger les patients, même si l'amaigrissement était au rendez-vous. Six mois après ce type d'opération, il a été constaté des cirrhoses secondaires dues à des inflammations au niveau de l'intestin, liées à la pullulation microbienne qui irritait directement le foie. Cette opération a donc heureusement été abandonnée.

Les chirurgiens, qui n'avaient pas encore trouvé de solutions pérennes, ont essayé beaucoup d'options avec l'estomac qui, de façon empirique, reste le carrefour de la maladie. Pour la plupart des techniques, les résultats étaient hasardeux et surtout très inégaux. Les opérations étaient mal contrôlées et il y avait des risques de complications élevés pour les patients.

À cette époque, le milieu médical n'avait pas encore réalisé que l'obésité était une maladie, mais savait que les très grandes obésités tuaient et devaient être contrôlées à tout prix. L'idée était de chercher des solutions qui obligeraient les patients à réduire ce qu'ils pouvaient manger et à créer des malabsorptions, c'est-à-dire d'empêcher de digérer.

Même les chirurgiens ne sont pas passés à côté de ce dogme de la grossophobie. En effet, ils ont mis au point des opérations de la fixation de la mâchoire pour empêcher de manger, pensant que « ces obèses étaient trop idiots ou pas assez éduqués pour se contrôler ». Ce genre d'approches s'apparente à une véritable torture (proche des expériences nazies) pour les patients qui les ont subies. Elles ont pourtant été pratiquées jusque dans les années 1990. On considérait que ces personnes en situation d'obésité n'avaient aucune volonté. Il fallait trouver une solution pour les empêcher de manger autrement que par jéjunostomie (une sonde d'alimentation dans l'intestin).

C'est la compassion de quelques pionniers, comme le Canadien Picard Marceau, et l'invention des opérations par cœlioscopie (ou laparoscopie) qui ont permis de trouver des solutions plus adaptées aux maladies de l'obésité. Cette dernière technique chirurgicale inventée en France a été totalement révolutionnaire. En effet, on est passé de grandes cicatrices, où le chirurgien travaillait les mains dans le ventre du malade, à de petites cicatrices, où le chirurgien opère avec des pinces fines et une caméra reliée à un écran. Il suffit de gonfler le ventre du patient avec du gaz carbonique et d'y introduire une caméra sans avoir besoin d'ouvrir le ventre et de mettre ses mains à l'intérieur. Pour la chirurgie digestive, cette technique a été développée par le chirurgien lyonnais Philippe Mouret, dans les années 1990. Pour la gynécologie, l'école de Clermont-Ferrand a été pionnière dès les années 1970.

C'est aux États-Unis que cette technique a d'abord été adoptée ; elle a mis plus de temps à s'imposer en France. Ce sont les professeurs Bruhat, Manhes, Dubois et Gayet qui se sont battus pour prouver son utilité. Grâce à la cœlioscopie, la mortalité des opérations de l'obésité s'est considérablement réduite. En diminuant la taille et l'agression sur le corps de la personne obèse, on a constaté jusqu'à cinq fois moins de décès. Notons qu'il n'y a pas de mortalité significativement moins élevée pour les personnes non obèses qui subissent d'autres opérations par cœlioscopie. Le taux de mortalité pour les malades qui n'ont pas de problèmes de poids est relativement identique entre les deux approches. Cela démontre, une nouvelle fois, que c'est bien une maladie et que les personnes en situation d'obésité sont plus fragiles. Chez elles, tout est déréglé, elles ont des capacités respiratoires plus faibles, des risques d'infection, de mauvaises cicatrisations et d'autres complications plus fortes.

Depuis quelques années, les techniques se sont standardisées, et on a fait le tri entre les techniques trop dangereuses et celles pas assez efficaces. Aujourd'hui, en France, il n'y a plus que deux ou trois techniques de chirurgie de l'obésité couramment utilisées. Je vais évoquer les principales, sans entrer dans un exposé exhaustif, car plusieurs nouvelles techniques sont en cours d'évaluation. La chirurgie sauve des vies. On ne le dira jamais suffisamment.

L'anneau gastrique : empêcher de manger

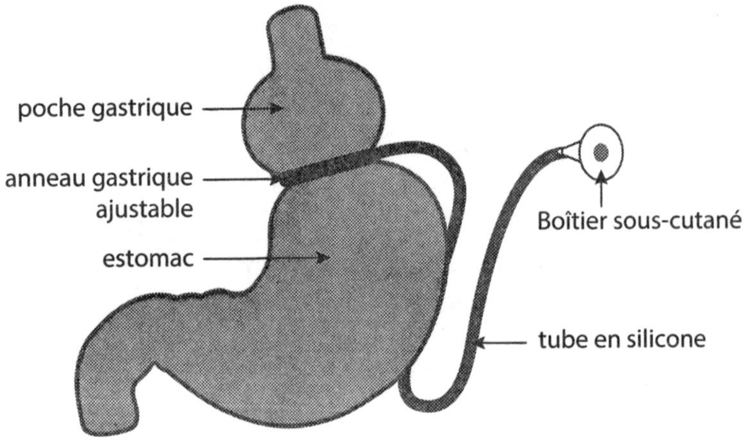

L'anneau gastrique a été inventé, dans le début des années 1990, par les Suédois. L'anneau, en silicone le plus souvent, est positionné dans la partie haute de l'estomac du patient pour l'empêcher de trop manger. Il est possible d'ajuster le serrage grâce à un tuyau qui reste connecté à l'anneau et à un boîtier sous la peau. En fait, cette technique est directement inspirée de la fixation de la mâchoire, mais cette fois ajustée sur l'estomac et moins visible, plus « chic ». Le principe est d'empêcher de manger et de contrôler la volonté du malade. On propose aux patients, de façon systématique, des régimes restrictifs. L'anneau les contraint souvent à vomir car l'envie et la faim persistent, mais l'anneau bloque l'absorption. Cette technique a été une révolution dans la chirurgie de l'obésité, car pratiquée en très peu de temps, avec un taux de mortalité très faible et des résultats non négligeables. Cela explique son immense succès : elle a été la technique la plus utilisée en Europe et en France jusque dans les années 2010. Mais elle a des taux de complications à moyen terme très importants (plus de cinq-dix ans après l'intervention). Elle altère l'estomac et l'œsophage, risque de créer des troubles alimentaires, et surtout, la présence d'un corps étranger dans le ventre en fait une technique temporaire (la durée de vie d'un anneau est de maximum quinze-vingt ans), ce qui n'est pas très logique pour une maladie chronique. Quoi qu'il en soit, l'anneau gastrique a démocratisé les opérations de l'obésité et a permis à des centaines de milliers de personnes dans le monde d'accéder au traitement, ce qui est une grande réussite, même si celui-ci n'est pas adapté à la maladie.

Les courts-circuits : empêcher de « digérer »

Le switch duodénal ou dérivation biliopancréatique

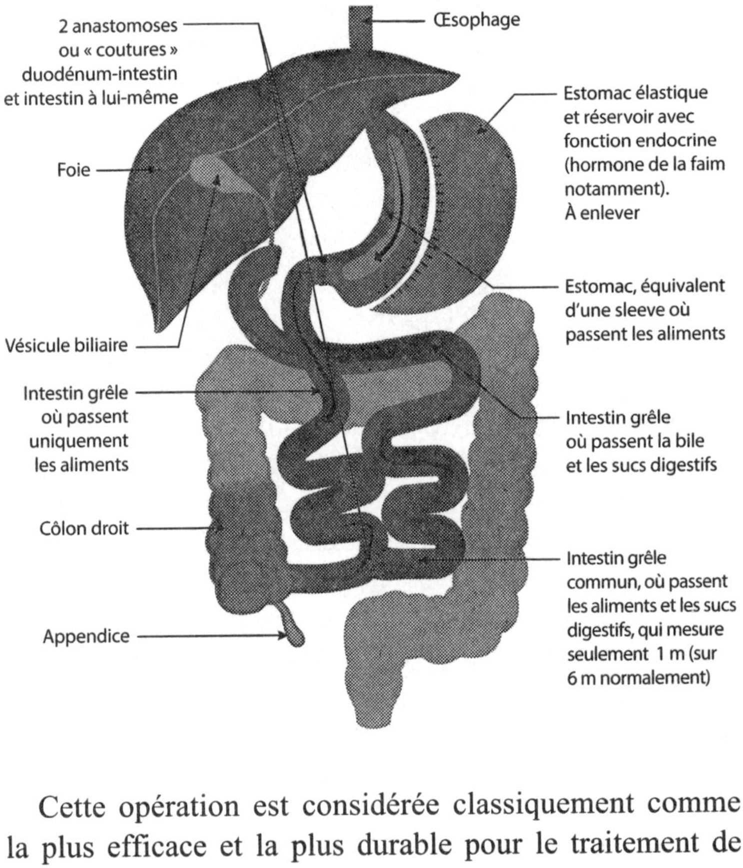

Cette opération est considérée classiquement comme la plus efficace et la plus durable pour le traitement de l'obésité sévère et du diabète de type 2. Elle est d'ailleurs une des quatre opérations (anneau, sleeve, bypass et switch) remboursées en France par la Sécurité sociale.

Elle consiste en une résection de l'estomac de type sleeve gastrectomie, associée à la création d'un court-circuit intestinal très important, car elle laisse seulement environ un mètre d'intestin sur les six mètres physiologiques pour digérer, ce qui vise à réduire l'absorption des aliments ingérés. Ceci entraîne des selles semi-liquides, environ trois à quatre fois par jour, souvent très malodorantes en raison de la présence d'aliments mal digérés. En plus des risques techniques, il existe des risques majeurs de carences. Étant donné que les patients éliminent trop rapidement les aliments, ils peuvent développer une malnutrition protéinique avec des carences en vitamines et minéraux, nécessitant des suppléments oraux à vie. Pour ces raisons, le suivi doit être plus rapproché que pour les autres interventions.

Il s'agit d'une opération conséquente, qui peut durer entre trois et quatre heures, et elle se réalise également par laparoscopie, sous anesthésie générale, comme les interventions susmentionnées, utilisant cinq ou six incisions de cinq à quinze millimètres.

En termes de résultats :

– Le confort alimentaire est bon avec un passage facile des aliments, mais le transit intestinal est accéléré.

– L'alimentation dans le premier mois est mixée et peut être normale ensuite, à condition de faire de petits repas et de mâcher correctement.

– La perte de poids moyenne obtenue est de l'ordre de 40 % du poids initial à dix ans après chirurgie, ce qui est remarquable.

– L'opération peut mener à une rémission du diabète de type 2 dans 90-95 % des cas, de l'hypertension artérielle dans 75 % des cas et à une amélioration, voire une normalisation, du profil lipidique dans 95 % des cas.

Ainsi le switch duodénal est destiné uniquement aux patients à très haut IMC (> 50-60 kg/m^2), comme alternative au bypass gastrique standard, afin d'optimiser la perte pondérale à long terme. Néanmoins, le risque élevé de carences nutritionnelles sévères ainsi que de diarrhées, parfois invalidantes, doit être spécifiquement considéré chez les patients éligibles.

Elle est aujourd'hui abandonnée, ou presque, en France en raison de l'altération de la qualité de vie qu'elle entraîne et de sa dangerosité, mais elle fait partie de l'arsenal thérapeutique.

Le SADI-S

Le SADI-S (*single anastomosis duodeno-ileal bypass with sleeve gastrectomy*) est une intervention associant une sleeve gastrectomie à une dérivation intestinale comme le switch, mais avec une seule couture et un raccourcissement de l'intestin grêle, trois mètres sur les six habituellement disponibles.

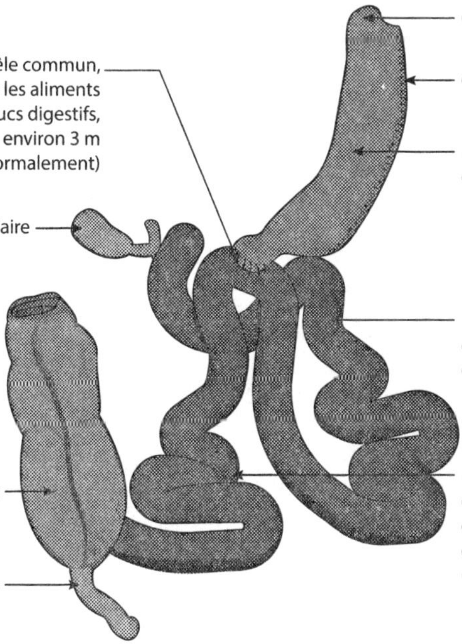

Elle reste en cours d'évaluation en France et n'est pas remboursée pour le moment. Elle semble être intéressante car elle pourrait constituer une option en cas d'échec de sleeve à la place du bypass, avec possiblement une meilleure efficacité mais aussi plus d'effets secondaires (se rapprochant du switch décrit précédemment).

Il s'agit d'une technique récente amenée à se développer et à s'intégrer dans l'arsenal des interventions de chirurgie de l'obésité.

Le bypass

Le bypass a été inventé au début des années 1980. Cette opération a d'abord été pratiquée par laparotomie[1]. Jusqu'en 2014, c'était la première opération pratiquée aux États-Unis, où l'anneau n'a jamais été beaucoup utilisé. Avec la cœlioscopie, les risques ont été considérablement réduits.

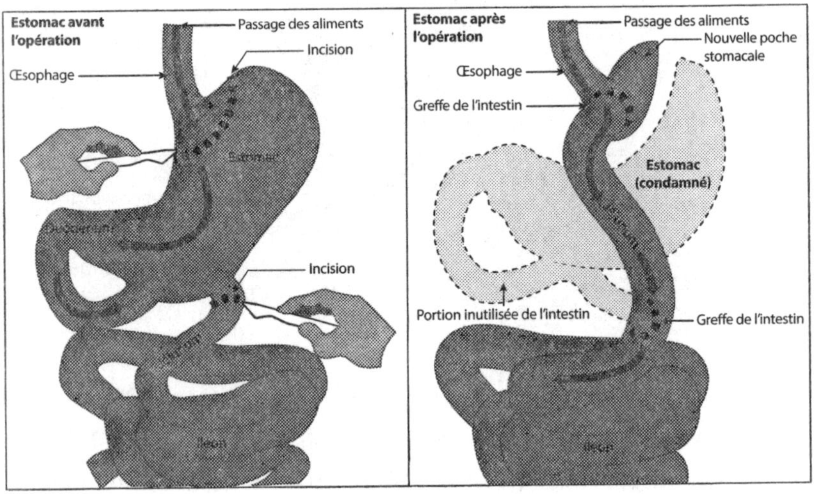

Schéma publié dans le *New England of Medecine* en 2015 représentant le montage du bypass en Y.

Il est réalisé par laparoscopie et consiste à réduire le volume de l'estomac et à modifier le circuit alimentaire. Le bypass agit par plusieurs mécanismes qui associent une

1. Incision de la paroi abdominale, le chirurgien a ses mains à l'intérieur du patient.

restriction (vous mangez de moindres quantités qu'avant), une malabsorption relative (vous digérez moins bien les aliments) et une modification des hormones intestinales (vous avez moins faim qu'auparavant et vous êtes rassasié avec moins de nourriture).

Sous anesthésie générale, le bypass consiste à pratiquer quatre à six petites incisions de cinq à quinze millimètres sur l'abdomen. Elles permettront l'introduction des instruments ainsi que d'une mini-caméra. L'opération dure entre 2 et 3 heures.

Le bypass repose sur deux principes : la réduction de la taille de l'estomac en une seule poche gastrique d'un volume de vingt à trente millilitres. L'intestin, raccourci de deux-trois mètres, est coupé, puis raccordé sur la poche gastrique. Il faut rappeler que nous avons en moyenne six mètres d'intestin grêle pour digérer et le bypass fait en sorte de n'en laisser que quatre. C'est de cette façon qu'une partie de l'intestin est court-circuitée. La diminution de l'assimilation des aliments par l'organisme est créée grâce à ce court-circuit. La perte de poids s'effectue grâce à la réduction gastrique, la satiété apparaît plus rapidement puisque la quantité d'aliments ingérée est moindre. La malabsorption entraîne aussi une réduction de la quantité d'aliments assimilée.

Pour résumer ses résultats :

– Le confort alimentaire est bon avec un passage facile de la grande majorité des aliments.

– L'alimentation dans le premier mois est mixée. Au-delà, il n'y a plus de restrictions, mais il faut manger lentement, bien mâcher et réduire les quantités à chaque repas.

– Des vomissements ne devraient pas survenir après un bypass, mais certains aliments, en particulier les sucreries, ou une alimentation trop rapide ou trop abondante, peuvent donner des malaises un quart d'heure à une heure après leur prise (*dumping syndrome*).

– Dix ans après l'intervention, la perte de poids moyenne est de 25-30 % du poids total, ce qui est excellent.

– Le bypass gastrique peut mener à une rémission à long terme du diabète type 2 chez 80-85 % des patients, de l'hypertension artérielle dans 75 % des cas, et à une réduction du taux de cholestérol et des triglycérides chez 90 % des patients.

– Chaque patient doit être suivi à vie de manière régulière (tous les six mois pendant deux ans et une fois par an ensuite) et mis au bénéfice des vitamines et suppléments d'oligoéléments (fer, calcium) selon ses besoins individuels.

La réduction du poids, à cinq ans après l'intervention, est d'environ 70 % du surpoids. L'inconvénient de la méthode est sans doute sa complexité, qui réalise une rupture de continuité digestive. Ainsi, le taux de fistules est de 1,4 à 3 %. Il y a aussi des taux de complications à moyen terme susceptibles de handicaper la vie des patients, comme le *dumping syndrome*[1],

1. Le *dumping syndrome* entraîne une sueur, un malaise, des douleurs abdominales après une injection de sucre rapide, pouvant handicaper lourdement les patients.

des diarrhées. Une des conséquences de la malabsorption est la prise, à vie, de supplémentations vitaminiques.

La bipartition

C'est une intervention décrite au Brésil par un chirurgien, Sergio Santoro, il y a plus de dix ans. Elle est fondée sur une théorie évolutionniste, considérant que les intestins de l'homme et de la femme modernes sont trop longs, trop puissants, par rapport à la quantité et à la qualité de notre nourriture, pauvre en fibres notamment. Ainsi, il a proposé une technique de bipartition du circuit digestif, c'est-à-dire qu'il conserve la continuité digestive, mais crée un court-circuit sur plusieurs mètres d'intestin, divisant en deux circuits équivalents le flux des aliments pour qu'ils soient moins assimilés, tout en coupant verticalement l'estomac, comme pour la sleeve.

Cette technique connaît un développement important depuis cinq ans. La bipartition intestinale est bien une variante technique du court-circuit gastrique (bypass gastrique ou switch duodénal).

L'objectif de cette chirurgie est donc de réduire le volume de l'estomac grâce à la sleeve gastrectomie, et de supprimer l'envie de manger en arrêtant la sécrétion de l'hormone de la faim : la ghréline. Par ailleurs, les hormones dites incrétines (GLP-1, Oxyntomoduline, PYY), régulant la sécrétion d'insuline par le pancréas, sont beaucoup sécrétées par la partie terminale de l'intestin grêle, qui est proche du côlon. Ces sécrétions, qui améliorent la résistance à l'insuline, nécessitent le passage d'aliments non digérés, ce qui est déclenché par le court-circuit. On a donc une conservation des effets neuroendocrines de la réduction de l'estomac (sleeve) et du passage des aliments, tout en minimisant la malabsorption (du bypass ou des autres dérivations). Elle pourrait être proposée comme chirurgie de deuxième intention après une sleeve gastrectomie, pour les cas où il a été estimé utile d'intervenir à nouveau, ou en première étape (sleeve gastrectomie et court-circuit intestinal) avec des résultats très intéressants pour le syndrome métabolique (notamment le diabète).

La chirurgie de bipartition du transit est très séduisante théoriquement car elle permettrait un contrôle du diabète sans médicaments, en particulier chez les patients atteints de diabète de type 2, dont l'IMC est supérieur ou égal à 30, en préservant l'anatomie et la structure digestive du duodénum, mais sa supériorité par rapport à la sleeve est à évaluer.

Non encore validée en France et donc non remboursée, elle est en cours d'analyse par une étude nationale qui devrait statuer dans les prochaines années.

La sleeve : limiter les quantités et réguler les hormones

En anglais, « sleeve » veut dire « manchon », « tube », et c'est littéralement ce que va faire le chirurgien avec l'estomac. C'est l'intervention la plus pratiquée dans le monde, depuis 2014, et en France, depuis 2010. Elle consiste à enlever, par laparoscopie, environ 60-70 % de l'estomac. On effectue la chirurgie sous anesthésie générale, en utilisant des instruments à travers quatre à six petites incisions, de cinq à quinze millimètres. La durée est de une à deux heures.

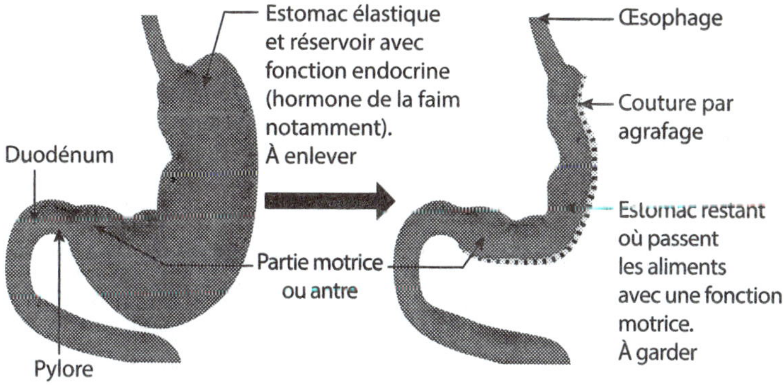

Pour faire un petit rappel historique, dans les années 2000, le Pr Michel Gagner, un chirurgien canadien qui travaillait avec l'équipe du Pr Picard Marceau, a découvert la sleeve par hasard. Lors d'une opération du switch duodénal, sur une personne en très grande obésité, très périlleuse, le chirurgien n'a pu faire qu'une partie de l'opération, c'est-à-dire la section gastrique verticale, la sleeve. Six mois plus tard, le patient avait quand même bien maigri. Michel Gagner a eu le génie de répéter l'expérience, et a publié ses données concernant les grands obèses difficiles techniquement à opérer. La sleeve était née.

En 2002, le Pr Jean Pierre Marmuse, à Paris, avec son équipe, a aussi publié des résultats intéressants. Ainsi, en

France, plusieurs chirurgiens pionniers ont travaillé pour développer cette nouvelle technique contre vents et marées. Elle a été validée, en 2008, comme procédure de chirurgie de l'obésité remboursée. Je dois avouer que je suis un peu né avec elle car mes débuts en chirurgie de l'obésité ont commencé en 2009, lorsque cette technique se développait. Elle est même devenue très tôt la première procédure réalisée en France dès 2010, comparativement aux autres pays réalisant aussi des chirurgies de l'obésité (aux États-Unis par exemple ce n'est qu'en 2014). La France a donc une expertise particulière pour la sleeve.

C'est l'opération que je recommande en première intention. Comme je l'ai évoqué, elle se déroule sous anesthésie générale par cœlioscopie, avec plusieurs incisions.

Pour ma part, je la pratique, depuis juillet 2010, par trocart unique, c'est-à-dire par une seule petite cicatrice dans le nombril, au lieu d'en faire plusieurs (quatre à cinq en moyenne). À la fin des années 1990, la minimisation de l'incision d'accès par une approche laparoscopique, telle que la cholécystectomie, chez des patients obèses ou des patients à taux de comorbidités élevé, a permis une réduction significative de la morbidité périopératoire.

C'est dans cette philosophie que s'inscrit la chirurgie cœlioscopique par abord unique ou monotrocart : réduire l'invasion et le nombre de cicatrices. Cette nouvelle approche apparaît comme l'évolution naturelle de la chirurgie laparoscopique moderne.

Cette technique est fondée sur la réalisation d'interventions chirurgicales utilisant un seul trocart (monotrocart), avec une incision d'environ 2,5 centimètres qui permet d'introduire deux à trois pinces chirurgicales et un optique adapté pour travailler dans la cavité péritonéale dans de bonnes conditions de sécurité. Les premiers essais ont été réalisés dans les années 1990, mais la commercialisation des monotrocarts date de fin 2007 aux États-Unis. Encore moins invasive, cette technique permet de réaliser un grand nombre d'interventions digestives, telles que cholécystectomie, colectomie, résection digestive multiple, hépatectomie, appendicectomie, splénectomie, surrénalectomie ou même curage lomboaortique, à travers une incision unique. Pour être standardisée et sécurisée, une instrumentation courbe modifiée est nécessaire. Les données de la littérature sur la sleeve gastrectomie par trocart unique restent limitées et seules quelques séries rétrospectives ou prospectives valident sa faisabilité. Une étude prospective randomisée multicentrique est actuellement en cours (PHRC national MINIOB sur 388 patients).

La technique est standardisée depuis juillet 2010 et je l'ai publiée en 2012. L'intérêt d'une voie d'abord à une seule cicatrice est de diminuer les douleurs postopératoires, la rapidité de récupération, la diminution de la durée d'hospitalisation, une reprise d'activité précoce, une diminution des complications pariétales, sans oublier le gain esthétique d'une cicatrice unique de très petite taille et peu visible. Néanmoins, ces avantages, par rapport à la technique de référence sous cœlioscopie qui nécessite trois à sept trocarts, restent à démontrer.

Globalement, la sleeve consiste à conserver la partie verticale de l'estomac, mais en le réduisant ; on enlève les trois quarts de l'estomac, il reste un petit réservoir et l'on ne produit pas de circuit alimentaire.

La sleeve a beaucoup d'avantages, les risques opératoires sont faibles, il n'y a pas de carences. L'amaigrissement est semblable à celui du bypass (perte de 70 % du surpoids). Il y a moins de complications à moyen et long termes.

La sleeve peut sembler plus facile à pratiquer que le bypass, mais demande beaucoup de finesse. Je donne souvent cette image pour que les praticiens et patients le comprennent. Pratiquer un bypass c'est courir sur une autoroute, tandis qu'effectuer une sleeve, c'est marcher au-dessus d'un précipice. Mal exécutée, la sleeve peut vraiment handicaper la vie des gens, en provoquant vomissements et reflux.

D'ailleurs, à force de faire des opérations, j'ai remarqué un ligament sur la face postérieure de l'estomac qui n'avait jamais été décrit jusque-là, probablement relié au comportement alimentaire de la personne, car variable en fonction de chacun. Il semble que, pour évacuer les aliments, l'estomac ait besoin de ce ligament qui a dû se développer avec les nouveaux comportements. Nous le savons : que l'on soit riche ou pauvre, dans nos pays industrialisés, on mange tous trop, trop vite, ce qui peut expliquer cette évolution et la présence non décrite par les anciens anatomistes de ce ligament gastrique postérieur antral, que j'ai eu la chance de remarquer et décrire dans une publication scientifique en 2020. Je le préserve donc durant l'opération, et nous avons décrit des critères anatomiques de qualité pour la sleeve gastrectomie, ce qui permet d'optimiser ses résultats.

Pour ce qui est des résultats dans la littérature scientifique :

– Le confort alimentaire est bon avec un passage facile des aliments.
– L'alimentation, dans le premier mois, est mixée. Au-delà, il n'y a plus de restrictions, mais il faut manger lentement, bien mâcher et réduire les quantités à chaque repas.
– Dix ans après une sleeve gastrectomie, la perte de poids totale moyenne a été rapportée à 25-30 % du poids total.
– Même si le suivi à long terme est identique au bypass gastrique, les carences vitaminiques peuvent être un peu moins prononcées après la sleeve gastrectomie.
– Moins de mortalité peropératoire et moins de complications à moyen terme, même si le reflux est plus fréquent.
– Pour moi, c'est surtout une bonne étape thérapeutique qui laisse la possibilité de faire d'autres opérations s'il y a une reprise de la maladie.

Les résultats de la sleeve et du bypass sont comparables à 5 ans après l'opération :

Réduction du surpoids (nombre de kilos en trop par rapport à la norme)
Sleeve : 68 % Bypass : 70 %

Complications graves : fuite et fistule
Sleeve : 0,1-2 % Bypass : 1-3 %

Mortalité
Sleeve : 0,01 % Bypass : 0,02 %

Autres complications : ulcère gastrique, carence, occlusion
Sleeve : 0,1 % Bypass : 15 %

Reflux gastrique induit
Sleeve : 39 % Bypass : 35 %

Pour la sleeve et le bypass
Diabète
résolution complète 77 %
amélioration 86 %

Dyslipidémie
amélioration 70 %

Hypertension artérielle
résolution complète 62 %
amélioration 79 %

Apnées du sommeil
résolution complète 86 %
amélioration 84 %

Ces opérations s'effectuent avec des durées d'hospitalisation très réduites : je pratique 70 % des sleeves en ambulatoire et 90 % des patients restent hospitalisés moins de 24 heures.

D'autres techniques

Il existe aussi d'autres méthodes chirurgicales qui sont encore expérimentales.

L'une, que l'on appelle l'endosleeve, se fait par endoscopie, c'est-à-dire par l'intérieur de l'estomac, grâce à une caméra et à un système d'aiguilles. Il s'agit de plicaturer l'estomac sur lui-même, cela peut sembler moins invasif et moderne que la sleeve ou le bypass, mais ce type de technique par plicature est connu depuis longtemps par un abord extérieur (en dehors de l'estomac).

Ces techniques n'ont pas été validées comme traitement de la maladie jusqu'à présent, car elles fonctionnent justement beaucoup moins bien que la sleeve ou le bypass. Notamment parce que les fils finissent par se distendre. Il faut savoir que, pour le moment, même si elles sont très à la mode, elles ne sont pas remboursées en France et doivent être intégrées à des protocoles de recherche ou de registre pour surveillance. Ma principale inquiétude est bien sûr l'efficacité de cette méthode, mais aussi le fait que l'on va altérer l'anatomie gastrique et rendre très difficile et même dangereux de réaliser d'autres interventions ultérieurement. On altère le capital chirurgical, anatomique du malade et cette notion est primordiale, car nous sommes face à une maladie chronique, qui va durer toute la vie avec de nombreuses récidives. Il est donc essentiel de conserver pour l'avenir des possibilités et des armes thérapeutiques.

On propose aussi, depuis quelque temps, de poser un ballon intragastrique. Son rôle est d'empêcher de trop manger. On connaît cette technique depuis plus d'une vingtaine d'années. La nouveauté est dans la méthode de pose, puisqu'il suffit maintenant d'ingérer une gélule qui contient le ballon. Il est ensuite gonflé. Il reste en place quatre à six mois. Là aussi, la technique a ses limites puisque dès que le ballon disparaît, le patient peut remanger. On peut penser que ce processus agit comme un électrochoc et que le patient, qui a perdu plusieurs kilos rapidement, va ensuite prendre l'habitude de moins s'alimenter. Mais, comme vous le savez maintenant, passé un certain stade, la maladie est extrêmement complexe et, surtout, le comportement n'est pas une véritable cause, mais bien un simple facteur aggravant. En tous les cas, les ballons ne sont pas remboursés en France et doivent être proposés uniquement aux patients qui se trouvent en dehors des indications à la chirurgie (25 < IMC < 35).

Des clips posés sur l'estomac par une intervention chirurgicale sont aussi en cours d'évaluation, reproduisant une sorte d'anneau vertical pour réduire la taille de l'estomac, mais encore une fois pas de remboursement pour le moment.

On a aussi la possibilité de poser un pacemaker sur l'estomac. Celui-ci agit sur le nerf vague. Cette technique est très chère et n'a pas complètement prouvé son efficacité.

De nombreuses autres méthodes ont été testées, et je vous en épargnerai les détails car elles sont trop dangereuses ou inefficaces et souvent les deux en même temps.

Pour le moment, aucune de ces techniques ne remplace l'efficacité de la chirurgie de l'obésité classique (anneau, sleeve, bypass). Il est important de savoir que chaque personne possède un capital chirurgical. Dans une maladie chronique comme l'obésité, il est vraiment conseillé, si l'on rentre dans les critères de cette chirurgie, de préférer le bypass ou la sleeve, selon les indications que l'on donnera aux patients durant le parcours obésité.

Visions d'avenir

La chirurgie de l'obésité entre dans une nouvelle ère, où tout sera programmé de façon virtuelle avec une sorte de jumeau numérique. Un autre procédé va prendre sa place dans l'apprentissage et la transmission de savoir-faire, c'est l'immersion. C'est-à-dire que, par des systèmes de captation d'images, on peut se retrouver, en mettant un casque de réalité virtuelle, dans les yeux du chirurgien, qui vous explique chaque étape. Il y a déjà des start-up françaises très à la pointe dans ces domaines et, depuis 2020, j'ai eu la chance de développer ces outils. Je suis assez passionné par ces nouvelles techniques qui sécurisent davantage un geste chirurgical déjà très sûr. Elles vont permettre de transmettre le savoir-faire pour la formation des jeunes chirurgiens, mais aussi de mémoriser pour le futur notre art de guérir en 2024.

Quatrième partie

La relation soignant-patient, une histoire humaine

— 1 —

Comment se déroule l'opération ?

Il y a deux sources d'où découlent les vérités qui peuvent enrichir notre art : le savoir de l'observation et la physique expérimentale.

François Quesnay, Préface du tome 1
des *Mémoires de l'Académie royale*
de chirurgie, 1743

Dans la tête du chirurgien

Lorsque j'opère, je pense souvent à l'un de mes ancêtres, François Quesnay, que j'admire beaucoup. Médecin de Madame de Pompadour, médecin ordinaire du roi, chirurgien, économiste, c'était un précurseur. Un des fondateurs de l'économie moderne avec la physiocratie. Profondément humaniste, il prôna le premier une vision macroéconomique et fut l'un des fondateurs de l'école des physiocrates, des philosophes économistes inventeurs du libéralisme. Il expliquait que les lois naturelles étaient analogues aux lois physiques et que l'État n'a pas à intervenir dans la sphère économique. Selon l'idée que tout le monde peut être sur un pied d'égalité, qu'il fallait libéraliser les servitudes seigneuriales et gouvernementales. « L'homme est à la fois sociable et cupide, de la sociabilité naissent toutes les vertus, de la cupidité naissent tous les vices », expliquait-il.

C'était aussi un chirurgien de talent. « L'art de guérir chirurgical est considéré comme le plus sûr parce que nécessaire. Il est très difficile de l'apprendre et il dépend avant tout de celui qui l'exerce. » Cette citation me fait beaucoup penser à mon exercice de la chirurgie. Être chirurgien, c'est être un artisan éclairé au service des malades. Je le constate à chaque opération que je pratique, chaque estomac est unique, je fais du sur-mesure…

Je suis toujours heureux de débuter une journée opératoire. Bien sûr, j'ai travaillé en amont toutes les procédures. En effet, comme dans toutes les actions compliquées, nécessitant une performance, comme pour les grands sportifs, il est important avant de commencer de se préparer, de réfléchir, de mentaliser chaque détail. La peur, qui fait partie des sensations humaines, doit être anticipée et contrôlée. Il y a aussi un enjeu important de performance physique, avec ses exigences de sommeil, d'hydratation, de nutrition et de minimisation de toutes ses contrariétés.

Dès mon arrivée, tôt le matin, dans le vestiaire du bloc opératoire, j'entre dans un autre costume aussi bien physiquement que psychiquement. Je commence toujours par visiter les malades hospitalisés, car je ne serai pas disponible durant toute la journée.

Ensuite, j'enfile ma tenue bleue, mes chaussures de bloc, mon masque et mon calot. J'attache beaucoup d'importance à ce dernier élément que j'ai fait faire dans un tissu avec des motifs de couleurs. Il me permet de faire entrer de la couleur au bloc, d'y apporter de la gaieté et de personnaliser ce costume de chirurgien un peu effrayant.

Il est nécessaire de se laver les mains avant d'entrer dans l'enceinte pour éviter toute contamination. C'est le moment où je retrouve l'équipe avec laquelle je vais travailler durant toute la journée. L'entente entre nous est très importante, elle est essentielle pour la qualité des soins. J'aime mettre un fond musical doux, j'avoue que je suis assez éclectique dans mes goûts et que je m'adapte, dès l'arrivée du patient, à ses souhaits. Nous avons développé des principes de « patient debout », c'est-à-dire que chaque patient entre debout, volontairement et dignement dans la salle d'opération. Je vérifie, avec les infirmières et les infirmiers, que tout le matériel est présent. C'est d'autant plus important que j'ai développé et systématisé, depuis 2010, des techniques de cœlioscopie par une seule petite incision dans le nombril, ce qui diminue l'agression pour le patient. Cette technique par monotrocart est un gain très important pour le patient, là où les autres techniques nécessitent classiquement quatre-cinq cicatrices. Avec le monotrocart, la cicatrice est ensuite presque invisible. Je dois donc avoir les instruments spécifiques à disposition et être sûr que l'interne de chirurgie ainsi que les infirmières et infirmiers qui vont travailler avec moi connaissent ce procédé, que malheureusement peu de chirurgiens pratiquent. Si nécessaire, je leur explique les principes, les attentes et les difficultés de la technique pour que nous ne fassions qu'un lors du geste.

J'aime saluer les patients et échanger avec eux. Je pense que cela leur permet de se détendre et de lever beaucoup d'angoisses.

Avec l'équipe d'anesthésie, tout est mis en place. Il faut savoir que dans une salle opératoire, il y a au moins sept personnes (dans mon équipe : anesthésiste, infirmière anesthésiste, infirmière de salle, infirmière instrumentiste, interne de chirurgie, brancardier et chirurgien). Notre objectif à tous est d'accueillir, vérifier, endormir en parfaite sécurité. Puis d'installer le corps inconscient pour réaliser l'opération dans les meilleures conditions et ensuite de réveiller le malade qui rejoindra alors la salle de réveil. Chaque étape nécessite la coordination parfaite de tous. Le patient ainsi accueilli, endormi et installé, je vais me laver les mains. C'est un moment d'intériorité. Je me frotte les mains qui vont travailler, je pense aux temps importants de l'opération. J'imagine les difficultés qui pourront apparaître, pour mieux les surmonter, sans peur, comme un athlète.

Une fois l'opération réalisée, un sentiment de plénitude m'envahit, mais la véritable joie est lorsque l'on rejoint le malade réveillé pour lui expliquer, le rassurer. Les regards sont denses et pleins de bonté réciproque. Pour moi, il n'y a pas d'équivalent à ce bonheur, soigner par ses mains, sentir le corps de l'autre vivant et savoir que son geste va changer la vie du patient.

Dans la tête du patient

« Lorsque le docteur Pourcher m'a donné la date de mon intervention, explique Leah Weimberg, j'ai eu le sentiment que le début du reste de ma vie pouvait commencer. Il y a peu d'opérations que l'on attend avec une telle impatience.

Cela faisait des mois que je suivais le parcours obésité. J'avais fait tous les examens que l'on m'avait demandés, j'avais changé mon alimentation, je marchais davantage. Je me sentais prête.

Tout m'a été très bien expliqué pour une opération en ambulatoire. J'avais un peu d'appréhension pour les jours juste après l'opération, où il faut respecter un protocole alimentaire très précis. Je me souviens que je suis arrivée à l'hôpital très tôt. J'étais déterminée à commencer ma nouvelle vie. Une vie où je ne serai plus empêchée de faire quoi que ce soit à cause de mon poids. J'avais expliqué à mes enfants que les jours après l'opération seraient un peu difficiles, mais qu'ensuite, nous pourrions pratiquer du sport ensemble, du vélo notamment. Je leur ai promis que je ne serais plus essoufflée lorsque je les emmènerais à l'école, que ma vie, et la leur, par ricochet, allaient changer. Je pensais à cette résurrection en traversant les couloirs de l'hôpital.

J'ai été prise en charge par l'équipe, j'ai revêtu la blouse du patient. J'ai beaucoup apprécié de pouvoir me rendre dans la salle d'opération en marchant, comme une personne qui avait pris la décision de bénéficier d'une sleeve et pas comme une malade sur un brancard. On m'a dit de m'installer sur la table d'opération et j'ai attendu l'arrivée du docteur Pourcher qui a eu des mots rassurants. Je me souviens qu'il y avait un fond musical. Je regardais, avec un peu de curiosité, la dizaine de personnes présentes dans la salle en me demandant quel était leur rôle précis.

On m'a posé une perfusion. J'avoue que j'appréhendais ce moment. On a toujours du mal à trouver mes veines. Mais là, tout s'est bien passé. On m'a dit de respirer profondément. L'anesthésie est un moment particulier. C'est très étrange de sentir que l'on s'endort. À la troisième respiration, je dormais, en attendant ma nouvelle vie.

Je me suis réveillée avec le sentiment que j'avais passé une étape, un peu comme lorsque j'avais passé un examen important, eu mes enfants, décroché un travail qui me tenait à cœur. J'ai eu de grosses douleurs au réveil. Le docteur Pourcher nous avait prévenus de cette possibilité, des douleurs liées à la cicatrice ou des spasmes et de l'hyper-pression dans l'estomac, auquel cas il faut respirer doucement et avaler sa salive. Je me souviens de la bienveillance de l'infirmière qui m'a dit d'une voix douce qu'on allait trouver une solution, que l'on savait très bien gérer la douleur.

Celle-ci a disparu au bout de quelques minutes.

La diététicienne est passée me voir, en me proposant de me réalimenter, puis le docteur Pourcher pour m'expliquer comment s'était passée l'opération. J'ai pu rentrer chez moi et dormir, le soir, dans mon lit. Ma nouvelle vie commençait. Les premiers jours se sont déroulés sans problème. J'ai suivi tous les conseils que l'on nous avait donnés à l'hôpital. Je n'ai même pas le souvenir d'avoir refusé une invitation en me disant que cela allait être compliqué de gérer le moment du repas. Et c'est toujours le cas aujourd'hui.

Cela fait aujourd'hui deux ans que j'ai été opérée, et la seule chose que je regrette, c'est qu'on ne m'ait pas proposé plus tôt cette opération. »

— 2 —

Quelle prise en charge pour les malades ?

Les nouvelles recommandations de la HAS

HAS, 11 janvier 2023

« L'obésité est une maladie chronique complexe avec une incidence sur la santé globale. Les déterminants du surpoids et de l'obésité sont multiples : facteur de l'environnement, facteurs psychologiques, sociaux, origine génétique.

La prévention tout au long de la vie est essentielle pour prévenir un surpoids et l'évolution vers une obésité, éviter une aggravation de l'obésité et l'apparition de complications.

Seule une évaluation multidimensionnelle et souvent pluriprofessionnelle permet de comprendre la situation et de personnaliser les soins et l'accompagnement, d'améliorer la qualité de vie.

Le traitement du surpoids et de l'obésité ne se résume pas à l'atteinte d'un objectif pondéral. Il vise à promouvoir la santé grâce à des modifications des habitudes de vie, le traitement du retentissement sur la santé, l'amélioration de la qualité de vie, l'accompagnement de la souffrance des personnes.

> La continuité du parcours de soins est assurée par un suivi de la santé globale, régulier et prolongé, les stratégies de maintien des habitudes de vie et de l'objectif pondéral dans la durée, le soutien des patients ressources et des associations d'usagers tout au long du parcours de soins contribuant à éviter les ruptures. »

Depuis 2009, la France a statué sur la chirurgie de l'obésité. Au-dessus de 40 d'IMC, l'acte chirurgical est remboursé, il l'est également pour un IMC à 35 avec des comorbidités, comme l'arthrose avec gêne au quotidien, l'hypertension, le diabète de type 2, une hypofertilité, antécédent de cancer, rémission de plus de deux ans, hernie et éventration, cardiopathie, insuffisance rénale, incontinence urinaire d'effort et incontinence en général ainsi que la stéatose hépatique, mais avec une ponction du foie, un acte loin d'être anodin.

La nouveauté réside dans la possibilité de prise en charge de patients à 30 d'IMC avec un diabète de type 2 mal équilibré, c'est une révolution en France qui correspond à la naissance de la clinique métabolique. La recommandation date du 6 octobre 2022, c'est un espoir pour beaucoup de malades[1].

1. « La chirurgie métabolique peut être proposée aux patients atteints de diabète de type 2 qui présentent une obésité de grade 1 (IMC compris entre 30 et 35 kg/m^2), lorsque les objectifs glycémiques individualisés ne sont pas atteints, malgré une prise en charge médicale notamment diabétologie et nutritionnelle, incluant aussi une activité physique adaptée bien conduite selon les recommandations de bonnes pratiques actuelles pendant au moins douze mois. La décision est prise avec le patient et après discussion en réunion de concertation

Je milite pour que l'on reconnaisse l'obésité comme une maladie chronique. Cela implique que l'on puisse proposer à davantage de patients cette chirurgie. Aujourd'hui encore, nous faisons face à des réticences, dans le grand public, mais aussi parmi les professionnels de santé.

Il n'est pas rare que, lorsqu'un patient informe sa famille qu'il va bénéficier d'une de ces opérations, ses proches s'inquiètent et que même certains médecins la leur déconseillent !

Il faut sortir de cette « chirurgie-phobie », c'est une idée moyenâgeuse. Je le répète, c'est pour le moment la seule façon de venir en aide à de nombreux patients. La sleeve, le bypass ont un bénéfice incontestable sur l'individu dans son ensemble avec une mortalité très basse (inférieure à 1/10 000) et prolongent la vie des patients opérés. Une personne souffrant d'obésité opérée peut réduire sa mortalité de 62 % en sept ans.

Le parcours obésité

Selon les recommandations de la HAS, la prise en charge des personnes en situation d'obésité, dans le parcours des opérations bariatriques, doit durer entre six mois et un an. Cette longue prise en charge commence par déculpabiliser

pluridisciplinaire incluant un diabétologue. » (Nouvelle recommandation de la HAS, 6 octobre 2022.)

les patients. Aucun d'entre eux n'est responsable de sa maladie.

En intégrant le parcours obésité, les patients vont devoir passer de nombreux examens et travailler sur les facteurs aggravants. Pour qu'ils adhèrent à ce parcours, il faut gagner leur confiance. Il ne s'agit pas de les rassurer de façon artificielle, mais d'avoir un discours explicite. Je les informe qu'ils vont devoir passer un bilan complet.

Cela commence par une à trois séances chez le psychiatre et le psychologue. Il faut pouvoir dépister une dépression ; auquel cas, il est nécessaire de traiter cette pathologie avant de commencer le parcours.

Le patient a ensuite deux consultations de diététique. On lui explique comment mettre en place un équilibre alimentaire. Il ne s'agit en aucun cas d'un régime. On lui explique aussi comment il devra s'alimenter après l'opération, notamment à propos de la fréquence, de la quantité, de la qualité, de la vitesse.

Nous insistons sur le fait qu'il va devoir avoir une activité physique régulière : marcher une heure par jour et effectuer deux à trois heures d'activité plus intense par semaine. L'activité physique est un outil important qui permet de préserver la masse musculaire, ce qui protège de la maladie obésité. Surtout à partir de 40 ans, quand on perd de la masse musculaire, notamment chez les femmes avec la ménopause.

Après l'opération, nous expliquons aux patients que, pour le reste de leur vie, ils vont avoir un « bébé » estomac, dont il va falloir prendre soin. Nous leur conseillons une prise alimentaire toutes les trois heures, comme on le fait pour un nourrisson. Bien sûr, je peux comprendre que cela soit contraignant, mais c'est capital, et cela, toute sa vie. Si l'on procède de cette façon, on maintient son poids à long terme. Retarder une prise alimentaire implique un pic d'insuline qui engendre le fait de stocker du sucre. Le meilleur moyen de maigrir et de maintenir son poids à long terme, c'est de fournir à son organisme ce qu'il lui faut quand il le faut.

Souvent, après l'opération, les goûts changent. On se met à apprécier les légumes, à moins aimer le sucre, moins bien supporter le gras.

Le patient doit aussi faire un bilan biologique qui comporte au minimum NFS, calcium, ferritine, vitamines D, B9, B12, albumine, pré-albumine.

Je demande également deux examens morphologiques. Le premier, la gastroscopie (ou fibroscopie) explore le tube digestif. On le pratique avec une caméra introduite par la bouche, puis progressivement amenée jusqu'au duodénum. On insuffle ensuite un gaz pour permettre une bonne visualisation de toutes les parois de l'estomac. On peut vérifier les irrigations, éventuellement déceler les cancers, les hernies hiatales, les reflux.

On évoque beaucoup les reflux, mais je tiens à désamorcer cette problématique. Il s'agit d'une pathologie normale.

20 % de la population en souffre et 40 à 70 % dans la population obèse. Les opérations de l'obésité permettent d'améliorer ces soucis de reflux, elles protègent également du cancer de l'estomac et de l'œsophage. Après l'opération, les estomacs contiennent entre 50 et 100 ml, il est évident qu'il faut apprendre à manger en petite quantité, lentement, et à boire par petites gorgées pour éviter ce phénomène de reflux. Ensuite, nous conseillons de ne pas consommer trop d'aliments qui favorisent les reflux comme le café, les épices, le gras, le sucre, le chocolat, l'alcool, les boissons gazeuses. Mais le travail est fait dans la partie diététique du parcours. Nous avons aussi demandé à nos patients d'arrêter de fumer avant l'opération ; nous leur conseillons vivement de continuer à s'abstenir.

Avec mon équipe, nous proposons à nos patients de pratiquer sous anesthésie générale cet examen, particulièrement difficile à supporter éveillé. Je sais que ce n'est pas le cas dans plusieurs établissements sous prétexte qu'endormir une personne obèse est trop risqué. Si cela est bien anticipé, le patient n'est pas en danger, d'autant que cet examen n'est pas le premier pratiqué dans le bilan, on connaît déjà bien les antécédents des patients et les risques. J'avoue ne pas comprendre pourquoi il faudrait que le patient obèse souffre plus. C'est comme s'il fallait, pour lui, expier, encore, la faute de son obésité.

Je demande ensuite un TOGD (transit œso-gastro-duodénal). Il s'agit d'un examen radioscopique permettant de visualiser les différentes structures qui composent l'appareil digestif supérieur : l'œsophage, l'estomac et le duodénum, pour vérifier la façon dont le liquide descend dans l'estomac et comment il se vidange afin de déceler les éventuelles anomalies.

Je prescris aussi un scanner. L'image est plus précise, mais statique : c'est pour cette raison que les deux examens se complètent bien.

J'utilise ces examens comme outils préopératoires. De cette façon, on minimise les risques opératoires.

Il est également nécessaire de rechercher la présence de l'*Helicobacter pylori*, soit au moment de la gastroscopie, soit par test respiratoire. *Helicobacter pylori* est une bactérie à l'origine des ulcères gastriques et possiblement de cancers. Il faut pouvoir éliminer cette bactérie avant la chirurgie. Le traitement est assez lourd, il nécessite des antibiotiques durant une dizaine de jours.

Il est important aussi de détecter l'apnée du sommeil. Il y a 70 % d'apnées du sommeil chez les patients en obésité sévère et morbide. Mais on ne traite que les formes graves, soit 20 à 30 % de cette population atteinte. L'apnée du sommeil n'est pas à prendre à la légère. C'est un moment ou la personne s'étouffe, il peut y avoir des traumatismes au niveau du cerveau. Les symptômes sont des trous de mémoire, des somnolences, des endormissements spontanés, une moins bonne capacité respiratoire parce que, durant la nuit, une des parties des poumons n'est plus ventilée et l'on perd alors une capacité de réserve respiratoire. On dépiste l'apnée du sommeil notamment pour que l'anesthésie du patient se passe bien. Dans les cas graves, il faut la traiter. On propose aux patients de dormir avec un masque qui envoie de l'oxygène lorsque l'on arrête de respirer. Cela permet de mieux dormir, même si c'est contraignant. Dans les cas moins graves, on peut proposer une orthèse mandibulaire.

C'est l'occasion d'insister sur l'importance du sommeil. Il faut l'organiser, éviter les écrans, qui stimulent le cerveau et la vision. Dormir à horaires constants, éviter, lorsque c'est possible, le travail de nuit. Tout ce qui perturbe le sommeil favorise la maladie.

On pratique aussi une impédancemétrie pour avoir une évaluation des masses grasse et maigre (musculaire, os, muscle, fibre).

Avec mon équipe, nous avons maintenant assez d'expérience pour savoir si l'opération va être une réussite.

– Si le patient a déjà eu un anneau, les résultats d'une sleeve ou d'un bypass seront peut-être moins rapides.
– Les personnes qui ont plus de 65 ans maigrissent plus lentement.
– Le fait de pratiquer une activité physique est également capital dans la réussite d'un amaigrissement durable.
– Il est très important de savoir aussi que les régimes sont une cause de moins bonne réussite de la chirurgie. Avoir fait plusieurs régimes avec des variations de poids peut être un frein à l'amaigrissement. On ne le

dira jamais assez, les régimes aggravent la maladie et diminuent la réponse au traitement : augmentation de la fibrose avec micro-infiltrations et micro-cicatrices. Mais, même si on a quand même consommé un peu du capital de réponse au traitement, il est tout de même bénéfique de pratiquer l'opération.

L'opération est une vraie chance pour une personne en situation d'obésité, il ne faut pas la laisser passer.

Dynamique de groupe

Je crois beaucoup à l'effet thérapeutique du groupe. C'est une façon de pouvoir obtenir des réponses de façon collective. Nous proposons des réunions collectives de diététique, avec la psychologue. Les patients peuvent interagir et cela crée une dynamique de groupe.

Je pense aussi qu'il est important pour les patients de pouvoir discuter avec ceux déjà opérés. Avec mon équipe, nous avons encouragé la création d'une association de patients.

« Aussi formidable que soit cette équipe, malgré le nombre important de patients qu'elle reçoit depuis des années, ce n'est pas elle qui vit avec des dizaines de kilos en trop », explique Claudine Canale, qui préside l'association des Poids plumes, créée en 2012 par des patients, dans le même esprit que celles qui existent pour d'autres maladies, comme le cancer ou le sida. L'idée était aussi de ne plus jamais laisser un patient seul.

« Alors que je venais d'être opérée, on m'a proposé de m'impliquer dans ce projet afin d'adosser une association au sein du centre spécialisé d'obésité, c'est à ce moment que je suis devenue une passionnée d'obésité. Ma maladie m'a permis de grandir, je me suis très vite impliquée et je suis devenue présidente.

Je rencontre les patients durant leur séjour de première hospitalisation et avant leurs opérations. Ils sont très impatients et trouvent long le parcours.

J'essaye de temporiser leurs impatiences en leur expliquant que la route va être longue. Certains ne sont pas toujours conscients de tout ce qui va devoir changer dans leur vie. L'objectif de la rencontre est de donner des conseils et des outils qui les aideront après la chirurgie. Quelquefois, nous répétons ce qui a été dit par l'équipe médicale mais avec des mots de patients.

Nous insistons sur les piliers à mettre en place qui sont importants pour nous qui avons un recul sur la chirurgie : l'équilibre alimentaire et la mise place de l'activité physique. Les clés principales du suivi postopératoire et du reste de l'existence des patients.

L'opération seule ne suffit pas à contrôler la maladie, elle va les aider et sera un coup de pouce, mais ce ne sera pas tout et ce ne sera pas une baguette magique.

Nous partageons aussi des situations qu'ils pourront vivre telles que les paliers sans perte de poids, la mise en place de collations, la vie sociale, les addictions, les jalousies, la vie dans le couple, que faut-il partager ou pas avec l'entourage ?, etc.

Comme beaucoup de patients, je regrette que, dans le système médical, beaucoup de professionnels ne soient pas assez formés. Aujourd'hui encore on propose la chirurgie comme un dernier recours. Je me suis battue durant des années contre mes kilos et je n'ai finalement été opérée qu'à 50 ans. J'aurais aimé bénéficier de cette opération plus tôt. L'équipe du docteur Pourcher est très professionnelle, bienveillante. Mais ce n'est pas le cas partout. Ça m'agace que dans certains hôpitaux, l'obésité soit un business. On prône un suivi à vie, mais les gens les plus concernés sont souvent dans une situation de précarité. Ils n'ont pas tous de mutuelle, ni forcément les moyens de se payer des consultations avec dépassements d'honoraires chez le diététicien, le psy, l'anesthésiste et le chirurgien, comme certains traitements médicamenteux et analyses, ainsi que le suivi en ville.

Dans son hôpital, s'appuyant sur son expérience de l'assistance publique et sur les recommandations de la haute autorité de santé, Guillaume Pourcher est parvenu à mettre en place un suivi pluridisciplinaire incluant les patients partenaires au sein du parcours proposé avec un suivi postopératoire allant jusqu'à cinq ans sans reste à charge pour le patient.

Le patient partenaire fait partie intégrante de l'équipe pluridisciplinaire.

Mais c'est encore trop rare à ce jour. C'est la même chose pour le sport, beaucoup de patients n'ont pas les moyens de payer des abonnements dans des salles de sport et encore moins un coach. C'est pour cette raison que je suis contente que les patients aient, maintenant, accès à une application de sport gratuite qui est un véritable outil facilitateur. »

Dans la majorité des cas, les patients sont très satisfaits de leurs opérations et continuent à suivre les recommandations post-op. Ils viennent aux rendez-vous de suivi.

Pour ceux qui regrossissent rapidement, c'est-à-dire au bout de deux ans, on se rend compte, lorsqu'on les questionne, qu'ils n'ont pas suivi les conseils de l'équipe. Ils ont cessé de prendre des collations, se sont remis à grignoter, ils ne sont pas venus aux rendez-vous de suivi. Ils ne s'occupent pas assez d'eux. Ce n'est pas l'opération qui n'a pas fonctionné, mais leur rapport à leur propre corps.

Et il faut évoquer ici, mais c'est très minime, ceux qui peuvent avoir la nostalgie des bons coups de fourchette et des gros repas qu'ils avaient auparavant.

Le suivi

Avec mon équipe, je recommande, au moins une fois par an, une consultation avec son ou sa généraliste et une autre avec un diététicien ou une diététicienne. Il faut faire une prise de sang tous les ans, et cela toute sa vie. Il y a toujours un risque de carence en vitamines pour les patients opérés d'une sleeve. Pour ceux opérés d'un bypass, ils devront prendre des compléments vitaminiques toute leur vie. Je pense notamment à la carence en vitamine B1 qui peut avoir des conséquences terribles, où le patient est en danger, jusqu'à la folie. Il est important, les cinq premières années, de voir aussi son chirurgien une fois par an, notamment pour prescrire certains examens de surveillance comme l'endoscopie et gérer certaines complications toujours possibles telles que les hernies ou les éventrations.

Notons qu'au regard des bénéfices des opérations de l'obésité, ce suivi est tout à fait acceptable et facile à mettre en place.

— 3 —

L'accueil des malades

Les patients qui consultent pour leurs problèmes de poids ont toujours entendu le même discours. Il faut faire attention ! Optez pour un régime basses calories, faites du sport. On ne le dira jamais assez, cela n'a aucun sens de culpabiliser des patients qui sont atteints d'une maladie chronique.

Il faut réaliser que les personnes en situation d'obésité ont souvent eu de très mauvaises expériences avec le corps médical.

J'insiste sur la façon dont je m'adresse à mes patients. Je fais preuve de gentillesse envers eux. Je fais bien la différence entre la bienveillance et la gentillesse. Cette dernière doit être privilégiée. Je ne me positionne pas au-dessus de mes patients. Il faut avoir du respect et non de la condescendance pour les gens que l'on soigne. En tant que médecins, nous avons tous cette responsabilité.

J'insiste toujours sur le courage qu'il faut pour entamer les démarches vers une guérison. Je leur explique qu'ils vont entrer dans un parcours qui va durer entre six mois et un an.

Lors de la première réunion d'information du parcours obésité, je commence par les rassurer. Je leur explique que, comme tous les malades, ils ne sont pas responsables d'être atteints d'obésité.

Les gens en surpoids ont tellement intégré les critiques qui leur ont été faites tout au long de leur vie qu'ils ont tendance à croire, eux aussi, qu'ils sont responsables de leur état. La plupart des gens que nous recevons à l'hôpital sont très surpris quand nous leur disons que l'obésité est une maladie. Ils n'en ont jamais été informés avant.

Je leur explique qu'ils vont devoir passer plusieurs examens, être suivis par des spécialistes médicaux formés à l'obésité, psychiatre, psychologue, nutritionniste, diététicien.

« Lorsque j'ai rencontré Guillaume Pourcher, j'ai été stupéfait par son discours, se souvient Christian Baré-Wenger. Il a eu des mots incroyables, comme s'il connaissait ma vie mieux que moi. Il nous a expliqué, lors de la réunion d'information, que nous étions obèses parce que l'on était malade. Cela a été une révélation pour moi. C'était la première fois que j'avais le sentiment que je pouvais me fier à un médecin, lui faire confiance et surtout lâcher prise. Il nous a décrit, avec beaucoup de pédagogie, le mécanisme de l'obésité, son côté pernicieux et invasif. C'est terrible de se dire que c'est la maladie qui décide de tout. Quelques mois auparavant, j'avais été suivi dans un autre hôpital. J'avais eu le sentiment terrible qu'on nous gérait, nous les obèses, comme des bêtes qu'on envoyait à l'abattage, sans aucun respect pour les personnes. J'avais déjà fait pas mal d'examens, mais j'avais décidé de laisser tomber. Je n'acceptais pas, sous prétexte d'avoir des kilos en trop, d'être maltraité. Jusqu'à ce que mon médecin traitant me parle de la consultation de Guillaume Pourcher. Je crois que pour comprendre la problématique de l'obésité, il faut connaître des obèses, leur parler, savoir ce qu'ils vivent. »

Nombreux sont les patients qui m'ont raconté avoir été maltraités, y compris durant des parcours obésité, dans des hôpitaux et dans des cliniques.

J'insiste sur le fait que je ne remets jamais en cause la motivation des patients. S'inscrire au parcours obésité, on ne le répétera jamais assez, demande un grand courage. Mais je leur explique que, comme lorsque l'on est un athlète inscrit aux Jeux olympiques, la motivation ne suffit pas. Il faut s'entraîner avec sérieux et détermination. Avec mon équipe, nous sommes, en quelque sorte, les coachs des malades.

J'avoue être scandalisé de savoir que, dans certains établissements, l'on teste la volonté des patients. On exige d'eux qu'ils perdent du poids avant d'être opérés. Cela ressemble à un double discours. D'un côté, on informe le patient qu'il n'est pas responsable de sa maladie, mais, de l'autre, s'il ne maigrit pas, on ne le soignera pas. Il s'agit d'un relent de vision culpabilisante de la personne obèse qui n'a pas suffisamment de volonté.

Évidemment, si une personne prend, en six mois, plus de 10 % de son poids avant la date programmée, j'estime qu'elle n'est pas prête parce qu'elle n'est pas parvenue à mettre en place les conseils diététiques qu'on lui a donnés, mais une prise d'un ou deux kg ne m'inquiète pas.

Quant à l'activité physique, je ne suis pas aussi strict. Il est, on l'a vu, essentiel de pratiquer une activité après l'opération, mais il est difficile d'exiger de patients qui ont, parfois, 50 kg en trop, de faire du sport. Je leur demande de réfléchir à ce qu'ils voudront faire après l'opération. Certains veulent pratiquer un sport avec leurs enfants, ce qu'ils n'ont jamais pu faire jusque-là, d'autres, ont envie d'essayer des activités qui leur étaient alors inaccessibles, comme la plongée ou les arts martiaux. Je les incite aussi à prendre du temps pour penser à leur corps, pour se visualiser minces.

« J'ai été suivie dans un hôpital, relate Leah Weimberg, où j'avais du mal à saisir le double discours de la chirurgienne et de la diététicienne. Elles me disaient que je rentrais totalement dans le protocole. Mais elles exigeaient que je perde entre cinq et dix kg avant l'opération et surtout que je commence à faire du sport. Avec tout le poids que j'avais en trop, ça me semblait totalement impossible, j'ai commencé à beaucoup marcher, mais je n'ai perdu qu'un ou deux kg en trois mois. Je suis allée à tous les rendez-vous médicaux que l'on me programmait. Lors du dernier rendez-vous du parcours, la chirurgienne m'a dit d'un ton paternaliste insupportable : "Des cas comme vous, ce sont des échecs programmés." Je ne sais pas si elle faisait vraiment référence à mon bilan de santé ou au fait que je vivais seule avec mes enfants, et qu'à son sens, je n'aurais pas assez de temps pour cuisiner des légumes et pratiquer un sport. Cette volte-face a été très violente. D'autant plus qu'on avait déjà calé une date et que j'avais, de ce fait, inscrit mes enfants en colo. Elle m'a répondu qu'on verrait, d'ici deux ou trois mois, si j'avais perdu du poids. À part la secrétaire, qui faisait vraiment ce qu'elle pouvait pour être accueillante, j'avais affaire à des gens extrêmement culpabilisants. J'ai quitté le parcours et je me suis renseignée pour trouver un autre hôpital où j'allais me sentir plus en confiance. Cela a été le cas avec le docteur Pourcher et son équipe. Aujourd'hui, j'ai perdu plus de 30 kg, je marche 10 000 pas par jour et je fais du sport avec mes enfants. »

« Un sportif a besoin d'avoir un bon entraineur. Et pour être opéré, j'avais rêvé d'un super chirurgien, explique Frédéric Lecanu, ancien champion de judo. Guillaume Pourcher est passionné par ce qu'il fait, très pédagogue. Il explique très bien comment les émotions peuvent générer l'addiction et c'est important que les patients le comprennent avant qu'on leur coupe l'estomac. Parce que le plus important à retenir c'est que même si on touche à la tuyauterie, tout partira toujours du disque dur… »

Le parcours des patients est très long. Il ne faut pas qu'ils se découragent. Il y a toute une pédagogie à avoir pour qu'ils adhèrent à l'idée qu'il va falloir s'atteler à travailler sur les facteurs aggravants de leur maladie : la gestion des émotions, le bien-manger, la pratique d'une activité physique, le sommeil.

On l'a vu, avant d'être opérés, les patients doivent faire toute une série d'examens, parfois difficiles.

Après l'opération, il faudra qu'ils gèrent leur alimentation, en particulier durant le premier mois. Les patients devront fractionner leurs repas, manger très peu, puis avoir une alimentation équilibrée tout le reste de leur vie.

Fractionner son alimentation peut sembler contraignant, mais c'est une obligation. C'est aux patients de s'organiser pour mettre en place des collations le matin et l'après-midi, en plus des trois repas qui seront bien moins conséquents que ceux d'avant.

Plus longtemps le rituel de ces trois repas et deux-trois collations est tenu, plus les patients sont susceptibles de maigrir. J'ai tout à fait conscience que ces obligations sont parfois difficiles à mettre en place, avec les contraintes professionnelles notamment. Il faut également savoir qu'une personne opérée ne peut pas boire pendant les repas, le liquide prendrait toute la place dans l'estomac et l'empêcherait de manger. Les patients doivent donc penser à boire entre les repas. Tout cela demande beaucoup d'organisation jusqu'à ce que cela devienne des automatismes.

La chirurgie bariatrique n'a rien d'une solution de facilité. La réussite, à court comme à long terme, dépend bien sûr de la prise en charge de l'équipe et de l'opération, mais aussi de la façon dont les patients vont gérer leur vie postopératoire. D'autant que l'estomac est un muscle et qu'il peut regrossir. Au bout de quelques mois, les patients peuvent manger plus, ou fractionner une alimentation trop grasse et trop sucrée.

Nous tenons beaucoup à continuer de suivre nos patients après qu'ils ont été opérés. Il ne s'agit effectivement pas de leur découper un bout d'estomac et de les laisser dans la nature. C'est vraiment toute une prise en charge que nous proposons, avant et après l'opération.

Nous continuons à leur expliquer les vertus du sport, à leur prescrire les examens nécessaires, à leur donner des conseils diététiques, à leur proposer des journées d'hospitalisation pour vérifier qu'ils n'ont pas de carences.

« Après l'opération, il faut se réapproprier son corps. Penser qu'on ne va pas pouvoir tenir toute une matinée sans collation. Il ne faut pas oublier de s'en préparer une. Mais pour moi tout ce parcours avait du sens donc je me suis approprié mon nouveau corps et cette nouvelle façon de vivre », explique Fred Lecanu.

« J'avoue que de penser à prendre une collation quand je n'étais pas chez moi n'était pas toujours simple. J'ai fini par m'organiser. J'ai pris des mini boites avec des amandes quand je suis dans l'impossibilité de me poser ou un mini sandwich au jambon. Mais le plus difficile a été de ne pas pouvoir boire en mangeant. J'avais l'habitude de boire beaucoup et cela m'a vraiment gênée les premiers mois de ne n'avoir droit qu'à de petites gorgées et en dehors des repas. Aujourd'hui, je me promène partout avec ma gourde, je ne suis plus du tout gênée », raconte Leah Weimberg.

« La prise en charge de l'équipe a été pour beaucoup dans la réussite de mon amaigrissement. Toute l'équipe du docteur Pourcher m'a soutenue, tout le monde a été extrêmement bienveillant », explique Estelle Lecavel.

« Le fait de pouvoir discuter avec un chirurgien accessible qui répondait à mes questions m'a beaucoup rassurée. J'ai aussi apprécié de pouvoir participer à plusieurs ateliers avec la diététicienne, la psy. Cela m'a beaucoup aidée, se rappelle Leah Weinberg. J'ai remarqué que, quels que soient nos milieux, nos professions, nous avions les mêmes questionnements. Je ne manque aucun rendez-vous avec la diététicienne qui prend toujours le temps de bien m'écouter, de me conseiller comme aucune autre ne l'a fait jusqu'à présent, et bien sûr avec Guillaume Pourcher aussi. J'ai le sentiment que cette équipe fait du sur-mesure et pas du prêt-à-soigner comme on peut en avoir le sentiment parfois lorsque l'on a consulté pas mal de médecins pour son poids. »

L'équipe avec laquelle je travaille depuis maintenant de nombreuses années a choisi d'exercer la médecine pour aider les gens, leur permettre d'aller mieux. Il est impossible de ne pas être touché par ce que vivent les personnes en situation d'obésité. On leur offre la possibilité de changer leur vie, parce que, comme on l'a vu, on ne guérit pas de l'obésité, mais on peut la contrôler.

— 4 —

Les malades opérés partagent leurs expériences

Lorsque je rencontre les patients pour la première fois, je les informe que l'opération dont ils vont bénéficier ne va pas seulement leur permettre de maigrir. Il y a aussi de fortes probabilités que leur vie change.

Il arrive que les kilos dont ils vont se délester bouleversent leur vie plus qu'ils ne s'y attendaient. Certains couples ne résistent pas. On peut se dire que, dans ces cas-là, il existait d'autres soucis que celui du poids.

D'autres personnes vont prendre des virages diamétralement opposés à ce qu'ils faisaient jusque-là. Déménager, changer de travail, d'activité ou rencontrer quelqu'un. D'un seul coup, les obstacles se lèvent et les patients découvrent les possibles d'une nouvelle vie dont ils avaient envie mais qui leur semblait inaccessible.

« La chirurgie change la vie des gens, explique Anne-Sophie Joly. Elle doit être très bien préparée et suivie par son équipe pluridisciplinaire. J'ai eu des retours des patients qui sont rentrés dans un protocole d'obésité. Ils expliquent que jusque-là, ils étaient à côté de leur vie ; que depuis, ils se sont mariés, qu'ils ont eu des enfants, qu'ils ont appris ou réappris à s'aimer alors que jusque-là, ils avaient le sentiment de représenter tout ce que les autres détestaient et ne voulaient pas être. »

« Je suis très fière de mon parcours qui a été très long, raconte Estelle Lecavel. Lorsque j'ai assisté à la première réunion, je me suis dit que cela allait être insurmontable, mais j'ai tenu bon. J'étais motivée, ma mère aussi est obèse avec un gros handicap au niveau des jambes. Je ne voulais pas avoir les mêmes problèmes en vieillissant. Lorsque j'ai rencontré Guillaume Pourcher et son équipe, j'étais arrivée à un poids très élevé et la vie quotidienne était devenue insupportable pour moi. C'était un enfer. Je luttais pour perdre trois kg et je les reprenais quelques semaines plus tard. Je me sentais perdue, épuisée, malheureuse. La méchanceté de certains enfants qui reprenaient les propos de leurs parents me blessait. Mes enfants rentraient parfois de l'école en pleurant parce qu'on s'était moqué de moi. J'avais 41 ans, nous étions en 2010. Je me suis dit que cette chirurgie pouvait être une vraie chance. Et effectivement, ma vie a vraiment changé, cela a été comme une résurrection. Je pesais 110 kg, je suis descendue jusqu'à 55, je suis aujourd'hui autour de 60 kg. Certaines personnes se sont mises à me dire bonjour, à me parler. Il y a même eu des gens qui, me voyant maigrir si rapidement, m'ont demandé si je n'étais pas malade. Moi j'avais une drôle de sensation, parce que, certes, j'avais perdu du poids, mais ma personnalité n'avait pas changé, j'étais la même avec un peu plus d'assurance. J'ai repris mon travail. À l'époque, je gardais des enfants. Il s'est passé beaucoup de choses merveilleuses. J'ai pu commencer à faire du sport. Je me sentais tellement mieux. Un jour, j'essayais des vêtements dans un magasin, j'avais encore du mal à me regarder, je prenais la même taille, XXL, j'ai pleuré face au miroir, de joie, d'avoir réussi à mener à bien ce parcours. Il m'a fallu du temps pour me réapproprier mon image. Je suis devenue modèle photo. Aujourd'hui, je suis intermittente du spectacle, j'ai un agent, je fais de la figuration, je suis mannequin. Je suis tellement fière de mon parcours et de moi, sans prétention, et reconnaissante envers cette équipe qui m'a permis de vivre cette deuxième vie. »

« Lorsque l'on est obèse, explique Christian Baré-Wenger, on a tendance à se dire tout va bien, je suis juste gros. On ne réalise pas toujours que cet excédent de poids est une bombe à retardement. Guillaume Pourcher a su me conduire à destination, il a fait de moi quelqu'un d'heureux, ce que personne n'avait réussi à faire jusqu'ici. Je peux maintenant me baisser pour embrasser mes enfants. Je dors mieux. J'aime plus les gens qu'avant. Je découvre leur amour, sans doute aussi parce que moi aussi j'ai changé. Je ne me jette plus sur la nourriture. Je continue de manger, mais je sais que si je veux aller au bout du repas, je dois me modérer. J'ai cessé d'exister pour quelque chose. J'existe tout court. Je suis calme, reposé. Avant, j'étais un garçon super marrant, j'étais capable de faire rire les gens pendant toute une soirée. Je dépensais une énergie incroyable pour faire rire les gens. Eh bien, depuis que j'ai été opéré, je ne sais même plus raconter une histoire drôle. Je n'ai plus besoin de surcompenser. Je ne rentrais pas dans les cases avec mes kilos en trop, alors j'en occupais plusieurs, maintenant, je suis bien dans ma case. »

« Mon image a changé, raconte Mourad Tahri. J'ai perdu 63 kg, aujourd'hui je pèse 94 kg, mon poids de forme, je peux m'habiller comme je le souhaite, mais je suis toujours resté le même. Ce sont les gens qui sont rassurés par ma nouvelle image. Moi, je me suis toujours moqué de ça. Je ne suis pas certain que les gens réalisent que se faire opérer est tout sauf une solution de facilité. C'est tout aussi faux que de penser que si on est gros, c'est que l'on mange comme un cochon. La vie, une fois qu'on a été opéré, n'est plus la même, et parfois c'est difficile de ne plus pouvoir manger comme on voudrait. Il faut penser à s'organiser pour boire, pour emporter des collations. J'avoue que j'ai tenu à me faire opérer pour ma santé, parce que, même en étant obèse, j'arrivais à faire tout ce que je voulais. Je suis entrepreneur dans l'automobile et l'immobilier. Il m'arrive toujours aujourd'hui d'embaucher des gens en surpoids parce que ce qui compte pour moi, ce sont les compétences, c'est loin d'être pour tout le monde pareil. »

« J'ai consulté un rhumatologue après le confinement, c'est sur sa balance que j'ai constaté que j'étais passée à un poids à trois chiffres, se souvient Firmine Richard, comédienne que l'on a vue notamment dans *Romuald et Juliette* de Coline Serreau (1988), *Huit Femmes* de François Ozon (2001) et *La Première Étoile* de Lucien Jean-Baptiste (2008). Elle a aussi été conseillère de Paris.

Cela a été un véritable traumatisme. Jusque-là je n'avais pas le sentiment d'être grosse. J'ai pris ces kilos petit à petit, insidieusement, avec le temps. Mais cette barre psychologique des trois chiffres m'a tout de suite convaincue qu'il fallait faire quelque chose. Une de mes amies s'était fait opérer par le docteur Pourcher, avec qui j'ai donc pris rendez-vous.

Il a été formidable, déculpabilisant, dédramatisant. Il m'a expliqué que l'obésité était une maladie. J'ai suivi le parcours durant une année et j'ai été opérée avec une sleeve. J'ai perdu 20 kg. Je me sens en bien meilleure santé, moins essoufflée surtout. On m'a beaucoup dit que j'avais rajeuni ! Je peux m'habiller comme je veux et cela n'a bouleversé en rien mon métier de comédienne, on me demande toujours d'incarner des grands-mères, mais c'est à cause de mon âge ! »

Fred Lecanu, que l'on surnomme la voix du judo, est un ancien membre de l'équipe de France de judo (1997-2007), il a été sacré champion de France dans la catégorie poids lourds (plus de 100 kg) et a décroché plusieurs médailles internationales. Judoka 5e dan, il commente désormais les plus grandes compétitions au micro d'Eurosport et de la chaîne L'Équipe.

« J'ai toujours souffert d'obésité, se souvient-il. Je suis né et j'ai grandi avec l'étiquette de "gros". À 10 ans, je faisais déjà 100 kg. Depuis tout petit, dans mon carnet de santé, les points étaient au-dessus des courbes. Lorsque l'on est hors norme, on prend ça comme une fatalité. Mais lorsque j'ai commencé le judo, je suis passé de l'appellation de gros à celle de lourd. J'ai changé de représentation, de cadre, d'estime de moi-même. Dans les plus de 90 kg, puis dans les plus de 100 kg (il y a sept catégories au judo, toutes sont des "moins de", sauf la mienne qui est les "plus de"). J'étais toujours hors norme, mais canalisé par des objectifs, une dépense énergétique, une identité…

J'ai arrêté le judo de compétition à 27 ans et je suis monté progressivement ensuite jusqu'à 160 kg, rattrapé par mes angoisses et mes émotions. Je me suis rendu compte que je ne contrôlais plus rien. Les amis, la famille… autour de moi, on me disait de faire attention. Mais, même si je savais pertinemment la différence entre une salade et un plat de pâtes, que je faisais du mieux que je pouvais pour gérer, rien à faire… le combat était trop dur. Ce que Raison protégeait, Passion détruisait.

C'est lorsque j'ai eu une petite alerte cardiaque que le cardiologue de l'INSEP[1], afin de donner suite à ma décision de me faire opérer, m'a conseillé de prendre contact avec Guillaume Pourcher. J'ai donc pris rendez-vous avec lui. J'avais compris que je n'avais pas d'autre espoir que la chirurgie. Guillaume est très subtil dans sa façon d'expliquer

1. L'Institut national du sport, de l'expertise et de la performance.

les choses. Je bouffais parce que ça me bouffait. L'obésité est une maladie. La sleeve, un outil parmi d'autres pour la combattre. Cela a confirmé et entériné définitivement ma décision. Le protocole a été programmé.

Après l'opération, il faut se réapproprier son corps. Et son alimentation. Penser qu'on ne va pas pouvoir tenir toute une matinée sans collation. Il ne faut pas oublier de s'en préparer une. Car certains coups de barre peuvent s'avérer pénibles. Mais pour moi, tout ce parcours avait du sens, donc je me suis déterminé à m'approprier ce nouveau corps et cette nouvelle façon de vivre. Un court moment, j'ai eu du mal à me reconnaître. J'ai eu peur de perdre une partie de mon identité, construite notamment sur mon gabarit atypique. Dans le monde du sport, je m'étais construit un personnage public, format poids lourd. Qui serais-je avec 50 kg de moins ? Serais-je encore… moi ?

Après un temps d'adaptation nécessaire, j'ai compris qu'intrinsèquement, on ne change pas la personne que l'on est. Ce sont les autres qui doivent s'adapter à cette nouvelle image, modifier leurs représentations, réévaluer leur jugement. »

« Nous étions en 2015, j'avais 43 ans et je me sentais mal. Ce qui a déclenché mon envie de maigrir, c'est que je n'arrivais pas à courir après ma fille, que j'avais du mal à jouer avec elle. Je cherchais une solution pour maigrir durablement, explique Raphaël Meyfret. On m'a conseillé de prendre rendez-vous avec Guillaume Pourcher, qui a eu un discours très apaisant. J'ai été suivi par toute son équipe dont j'ai beaucoup apprécié la bienveillance. Dans mon travail, je n'avais pas de problème particulier. Je suis dans l'immobilier, où finalement l'embonpoint est presque un atout, les clients voient ça comme de la bonhomie. J'ai effectué tout le parcours sans stresser. J'étais convaincu et je n'ai pas du tout eu le sentiment de le subir. Lorsque j'ai été opéré, j'ai beaucoup maigri. C'était fabuleux, je n'avais plus besoin d'acheter des grandes tailles, je pouvais m'habiller comme je le souhaitais. Je pesais 144 kg, je suis descendu à 77,5 ; depuis, je suis un peu remonté. Certaines personnes pensaient que j'étais malade, j'ai également eu des remarques comme quoi j'étais "un peu plus sec". Moi, j'avais le sentiment d'être toujours le même. Aujourd'hui, je fais toujours très attention à suivre les conseils de la diététicienne, je fais du sport régulièrement. J'ai tout à fait conscience qu'il n'est pas impossible de reprendre du poids. J'ai envie de dire à quelqu'un qui est en situation d'obésité : OK, tu vas bien pour le moment, mais essaie de courir, de bouger… Être obèse, c'est une bombe à retardement. Je fais partie d'une association de patients, les Poids plumes. J'organise des formations d'ETP (encadrement thérapeutique du patient). J'explique qu'on ne fonctionne pas tous de la même façon, moi par exemple, dès que j'arrête de pratiquer du sport, je regrossis. Il faut savoir aussi que les hommes et les femmes ne sont pas égaux, les femmes perdent plus longtemps mais moins vite. J'explique également aux patients que lorsqu'on leur parle d'activité physique, c'est l'occasion de choisir quelque chose qui plaît. L'obligation ne fonctionne pas. Moi par exemple, on me conseillait de faire de la natation, mais j'avais toujours voulu faire du CrossFit, je me disais :

“Si un jour je parviens à maigrir, c’est ce que je ferai !” Et un jour cela a été possible. »

« Ce qui a été déterminant dans la décision de prendre en charge mon obésité, c’est le covid, rapporte Erwan Le Guennec, 35 ans, cadre sup en développement informatique. J’ai toujours été gros. Jusque-là, je perdais quelques kilos, j’en reprenais et je restais en surpoids. Fin 2019, j’ai connu une période de transition professionnelle et je me suis retrouvé chez moi en étant en plus contraint d’arrêter le sport à cause d’une opération. J’ai passé beaucoup de temps à grignoter. Et puis est arrivé le confinement. Je pesais 123 kg, je me suis retrouvé enfermé dans un petit appartement et je ne sortais de chez moi que pour aller faire les courses. J’ai pris 8 kg en deux mois. À la sortie du confinement, je pesais 133 kg sans avoir bu une goutte d’alcool, simplement en passant mon temps à cuisiner et à grignoter. J’ai réalisé que cela devenait dangereux pour ma santé. J’ai recommencé à jouer au rugby, mais j’avais mal à la jambe et je me disais qu’à la prochaine blessure, j’allais prendre encore 5 kg. Arriver à 140 kg, cela devenait franchement inimaginable, pas vraiment à cause de l’esthétique, mais parce que je risquais de tomber malade. Mais j’étais très prudent vis-à-vis de ce qu’on pouvait me proposer. Je suis de la génération Mediator, que j’ai pris un moment. Ce coupe-faim m’avait provoqué des malaises et je l’ai vite arrêté. J’avais peur qu’on me conseille de faire encore un régime. J’ai été orienté par mon généraliste vers la consultation du docteur Pourcher. Il m’a expliqué que, passé un certain poids, le corps se met en mode survie et se bloque, c'était la première fois qu'on ne me culpabilisait pas. J'ai compris qu'avec l'opération, il était possible de ne pas reprendre les kilos que j'allais perdre. Après la sleeve, j'ai été très étonné de ne pas ressentir la faim pendant six mois. J'ai appris à faire la différence entre la faim et la compulsion, même si quelques mois plus tard les deux sont toujours là. Mais maintenant, quand j'ai faim, je commence par me demander : est-ce que j'ai bu ? Depuis combien de temps n'ai-je pas mangé ? Qu'est-ce que j'ai mangé ? Est-ce que je suis triste, joyeux ? Je peux manger un gâteau mais pas quinze. Je m'autorise des dérapages, mais que ce que j'aime. J'ai une vision nutritionnelle. Cela peut paraître étonnant, mais j'avais mis du temps à m'accepter avec mon nouveau poids. J'avais fini par trouver mon compte, en étant identifié, apprécié dans la population gay comme un nounours. Avec 50 kg de moins, d'un seul coup, mon corps a changé, je suis devenu un type un peu lambda ; même au rugby, il a fallu que je réapprenne à jouer.

À part ça, aujourd'hui, ma vie n'a pas vraiment changé, je suis aussi heureux que je l'étais avant la sleeve, mais ce qui est certain, c'est que je suis en meilleure santé. »

« Toute ma vie, j'ai eu des problèmes de poids. Je suis parvenue à maigrir deux fois, mais pas durablement, raconte Leah Weimberg. J'ai pris beaucoup de poids après mes grossesses et je ne voyais pas comment j'allais m'en sortir. Ce qui m'étonne, c'est que jusque-là, ni mon médecin traitant ni les différents spécialistes que j'avais consultés n'avaient mentionné l'option chirurgicale. On ne m'avait proposé que des consultations avec des diététiciens, des régimes. C'est finalement un ami qui était dans la même situation de surpoids qui a évoqué ses démarches et qui m'a incitée à me renseigner. J'ai d'abord été suivie dans un premier hôpital où je ne me suis pas du tout sentie à l'aise, contrairement à ce qui s'est passé avec l'équipe du docteur Guillaume Pourcher. Il m'est arrivé d'être effrayée par ce que j'allais vivre après l'opération, mais aujourd'hui, après presque deux ans, je ne regrette rien, vraiment rien. Ma vie n'a pas radicalement changé, mais je peux m'habiller comme je le veux, marcher longtemps sans être essoufflée et je peux faire du sport avec mes enfants. C'est surtout sur le plan professionnel, j'ai le sentiment d'être dans la norme, de ne plus avoir à compenser, à montrer que je suis compétente même si j'ai encore des kilos en trop. »

Ce n'est qu'en 1997 que l'OMS a reconnu le lien entre les problèmes de poids et les soucis de santé des patients. Il était temps !

Comment penser qu'il est possible, pour un corps, de porter 40 à 70 kg de trop sans que l'organisme se dérègle et *vice versa* ?

Bien sûr, le phénomène s'aggrave avec les années et fait apparaître des comorbidités telles que le diabète, l'hypertension, les problèmes cardiovasculaires, l'arthrose, les douleurs de dos, l'apnée du sommeil, les cirrhoses, des cancers.

Aujourd'hui, aucun traitement ne permet de guérir cette maladie complexe et multifactorielle. Il existe, simplement, des moyens de la contrôler.

À la différence d'autres maladies chroniques, l'obésité n'est toujours pas reconnue comme une affection de longue durée (ALD).

J'ai l'intention de tout faire pour cette reconnaissance en ALD. Je l'affirme haut et fort, l'obésité n'est pas une malade fonctionnelle ou une faute. Il est fondamental que les professionnels de santé et les politiques s'unissent pour accompagner ce changement. Mais rappelons-le, la santé des Français ne doit pas se conformer au temps électoral. On ne peut pas attendre des retours sur investissement calqués sur le temps d'un mandat.

Cette reconnaissance administrative aurait de nombreux avantages, d'un point de vue sociétal, médical et personnel, un peu comme l'inscription de l'IVG dans la Constitution permet aujourd'hui aux femmes de ne plus être tributaires de courants d'opinion.

Elle participerait d'abord à la fin de la stigmatisation que vivent les personnes en situation d'obésité. Si l'on prend conscience que l'obésité est une maladie, toutes les croyances erronées consistant à penser qu'une personne en surpoids est responsable de son affection cesseront. On ne lui rabâchera plus qu'il ne tiendrait qu'à elle de se contrôler et de faire de l'exercice physique. Peut-on reprocher à quelqu'un d'être malade ?

La reconnaissance en ALD permettrait aussi de sauvegarder notre système de santé. Les projections de la maladie obésité à plus ou moins long terme sont totalement effrayantes. Rappelons-le, d'ici 2060, les projections annoncent des niveaux de prévalence de surpoids et d'obésité **supérieurs à 70 % de la population mondiale.** L'une de ces études, publiée dans la revue *Obesity* en 2017, a prédit que la prévalence de l'obésité chez les adultes français atteindrait 26,9 % d'ici 2030 et 31,9 % d'ici 2050. Notre système de santé pourra-t-il y faire face ?

J'ai bien conscience que l'inscription de l'obésité en ALD entraînerait des coûts supplémentaires pour la Sécurité sociale. Mais au regard de ce que coûte l'obésité aujourd'hui et à l'avenir, même en se fondant uniquement du point de vue économique, personne ne serait perdant, car c'est bien en la traitant que l'on peut enrayer cette maladie, sa transmission et ses conséquences.

Reconnaître l'obésité en ALD permettrait aussi de travailler sur la prévention, dans le même esprit que celui des créateurs de la Sécurité sociale, en 1945, au sortir de la Seconde Guerre mondiale. Ce serait la possibilité de donner à tout le monde, et surtout aux plus touchés, c'est-à-dire ceux qui ont le moins de moyens financiers, la possibilité de se soigner et de pouvoir rester en bonne santé. Qui dit meilleure santé dit économies globales. Cette reconnaissance permettrait de travailler sur une prévention efficace qui inclurait la formation des professionnels de santé bien sûr, mais aussi le dépistage à tous les stades de la vie, et de lancer un programme d'une santé publique à long terme. Il ne faut pas oublier que l'obésité tue, mais gâche aussi la vie de ceux qu'elle affecte d'un point de vue sociétal, affectif, physique, psychologique.

On le sait, les régimes restrictifs sont des échecs, les traitements médicamenteux sont une avancée qui complète seulement les traitements chirurgicaux plus efficaces. Pour de nombreuses personnes souffrant d'obésité sévère, la chirurgie bariatrique, le bypass, la sleeve, sont les meilleurs traitements qui existent actuellement. Il ne faut pas avoir peur de déstigmatiser le traitement chirurgical. Il est temps d'arrêter de le proposer en dernier recours. Les opérations de l'obésité offrent une perte de poids significative et durable. De nombreuses études montrent que les patients qui ont eu accès à une chirurgie de l'obésité maintiennent une perte de poids de façon substantielle sur une longue période, ce qui permet des améliorations significatives de leur santé à long terme avec la résolution des comorbidités associées et, tout simplement, de prolonger leur espérance de vie.

La chirurgie bariatrique peut également avoir un impact positif sur la qualité de vie des patients, en leur permettant de retrouver une mobilité accrue, une meilleure santé mentale et une plus grande confiance en eux. De nombreux patients rapportent une amélioration significative de leur bien-être global après avoir subi une chirurgie de l'obésité, même si des complications sont toujours possibles et doivent être surveillées, prévenues et traitées.

Il faut que cette chirurgie, comme on l'a vu, soit associée à une approche multidisciplinaire, impliquant des consultations avec des nutritionnistes, des psychologues, des spécialistes de l'exercice et d'autres professionnels de la santé.

Pratiquer la chirurgie, c'est réduire à long terme les coûts de santé associés aux complications de l'obésité et à ces comorbidités. Cela peut inclure des séjours hospitaliers réduits, moins de médicaments et une meilleure gestion des maladies chroniques.

Une reconnaissance en ALD, avec l'enveloppe budgétaire adaptée, offrirait aussi aux patients la possibilité de suivre le protocole postopératoire avec le remboursement des vitamines après l'opération, mais aussi les consultations diététiques et psychologiques nécessaires au suivi postopératoire. Je le répète, l'obésité ne disparaîtra jamais. Les patients sont en rémission. Il faut continuer à pouvoir les suivre pour leur donner la chance de bénéficier d'une vie en pleine santé.

Comme toutes les équipes médicochirurgicales françaises de prise en charge de l'obésité, qui sont globalement de très haut niveau, nous avons un immense plaisir à voir les personnes qui ont été opérées reprendre leur vie en main. L'immense majorité des patients ont réussi l'exploit – en plus de s'être délestés de leurs kilos en trop – de faire grandir leur enfant intérieur. Ils ne restent plus bloqués dans leur enfance, ils ne sont plus dans l'hypervigilance, ils ont compris qu'ils pouvaient être les acteurs de leur vie, et qu'ils n'avaient plus à la subir.

Pour certains, leur existence a radicalement changé. Ils ont rompu avec un parent ou un conjoint toxique. Dans l'immense majorité, toutes ces ruptures sont bénéfiques pour eux. Nous nous réjouissons chaque jour de voir le chemin que nos patients continuent d'effectuer.

Qui pourrait avoir intérêt à ce que les choses n'avancent pas plus vite ? Peut-être certains industriels de l'agroalimentaire qui pourraient redouter une réglementation plus stricte, des comptables bornés qui ne mesurent que les dépenses de l'année en cours et ne veulent rien changer, ou des grossophobes ? Gageons qu'eux aussi accepteront de regarder la vérité de cette maladie qui met en danger la santé des hommes et femmes de demain, qu'ils accepteront que l'on investisse dans la recherche, qu'ils favoriseront une nourriture saine et écoresponsable, pour débloquer un grand plan de lutte contre la stigmatisation et contre la maladie obésité.

Je souhaite aussi qu'à l'avenir, il y ait plus d'investissement dans la recherche pour que l'on puisse mieux comprendre les causes de l'obésité, que l'on n'a identifiées que partiellement, et travailler sur elles.

Il est pour le moment impossible de pouvoir dire aux patients : voilà ce qui vous a rendu malade. On peut simplement formuler des hypothèses. Progresser dans ce domaine nous permettrait de travailler à l'amélioration de traitements, chirurgicaux et médicamenteux, contre cette maladie de masse. Les recherches pourraient être dirigées vers des domaines tels que la génétique, l'épigénétique, le microbiome intestinal et buccal, les neurosciences, les phénomènes ondulatoires et vibratoires influençant notre physiologie.

La reconnaissance de l'obésité comme une maladie grave et chronique, classée en ALD, sera mon combat dans les mois, les années qui viennent. Mais au quotidien, soigner ces patients et lutter contre la stigmatisation des souffrants et de la chirurgie sont mes missions premières.

Remerciements

Merci à toute l'équipe des éditions XO et en particulier à Édith Leblond et Renaud Leblond qui ont tout de suite cru en ce projet.

Merci à Emmanuelle Friedmann, Anne-Sophie Joly, Richard Zarzavatdjian, Nicolas Bouzou, Rudy Caillet, pour leurs expertises.

Merci à tous ceux qui ont accepté de témoigner dans ce livre, Christian Béré-Wenger, Claudine Canale, Erwan Le Guennec, Estelle Lecavel, Fred Lecanu, Raphaël Meyfret, Firmine Richard, Mourad Tahri, Leah Weimberg.

Et bien sûr un immense merci à Marc Grohens, Marie-Christine Boutron, Cathy Le Gallo, Géraldine Di Pace, Matthieu Roussel, Milica Streptovic, Marie Samsoens, Claudine Canale avec qui j'ai l'immense plaisir de travailler depuis des années.

Table

Quatrième partie
La relation soignant-patient, une histoire humaine

Composition et mise en pages
Nord Compo à Villeneuve-d'Ascq

Soucieuses de la préservation de l'environnement, les Éditions XO utilisent du papier issu de forêts gérées de manière responsable.

Impression réalisée par CPI BRODARD & TAUPIN
La Flèche (Sarthe), en septembre 2024

N° d'édition : 5267/01 - N° d'impression : 3058408
Dépôt légal : septembre 2024

Imprimé en France